O poder da voz e da fala
no telemarketing

Dados Internacionais de Catalogação na Publicação (CIP)
(Câmara Brasileira do Livro, SP, Brasil)

Acuña Quinteiro, Eudosia
O poder da voz e da fala no telemarketing: treinamento vocal para teleoperadores / Eudosia Acuña Quinteiro. 5. ed. São Paulo: Plexus Editora, 2009.

Bibliografia
ISBN 978-85-85689-78-0

1. Fonoaudiologia 2. Telemarketing 3. Voz - Educação 4. Voz - Treinamento I. Título.

08-10973   CDD-616.855

Índice para catálogo sistemático:
1. Treinamento: Telemarketing 616.855
2. Treinamento vocal: Técnicas: Telemarketing : Fonoaudiologia 616.855

Compre em lugar de fotocopiar.
Cada real que você dá por um livro recompensa seus autores
e os convida a produzir mais sobre o tema;
incentiva seus editores a encomendar, traduzir e publicar
outras obras sobre o assunto;
e paga aos livreiros por estocar e levar até você livros
para a sua informação e o seu entretenimento.
Cada real que você dá pela fotocópia não autorizada de um livro
financia o crime
e ajuda a matar a produção intelectual de seu país.

Eudosia Acuña Quinteiro

O poder da voz e da fala no telemarketing

Treinamento vocal para teleoperadores

O PODER DA VOZ E DA FALA NO TELEMARKETING
treinamento vocal para teleoperadores
Copyright© 1995 by Eudosia Acuña Quinteiro
Direitos desta edição reservados por Summus Editorial

Editora executiva: **Soraia Bini Cury**
Assistentes editoriais: **Andressa Bezerra e Bibiana Leme**
Capa: **Alberto Mateus**
Projeto gráfico e diagramação: **Casa de Idéias**
Ilustrações: **Bernadette Ruiz**

Plexus Editora
Departamento editorial:
Rua Itapicuru, 613 – 7º andar
05006-000 – São Paulo – SP
Fone: (11) 3872-3322
Fax: (11) 3872-7476
http://www.plexus.com.br
e-mail: plexus@plexus.com.br

Atendimento ao consumidor:
Summus Editorial
Fone: (11) 3865-9890

Vendas por atacado:
Fone: (11) 3873-8638
Fax: (11) 3873-7085
e-mail: vendas@summus.com.br

Impresso no Brasil

Este trabalho é uma homenagem especial
a meus pais, Antonio (in memoriam) e Hermínia.
Agradeço a todos que, direta ou indiretamente,
contribuíram para a sua realização.

Ofereço o livro aos teleoperadores,
profissionais indispensáveis
à vida da atualidade planetária.

Sumário

Prefácio à quinta edição	9
Prefácio à primeira edição	11
Introdução	15
1. Preparação do ambiente	19
Espaço físico	19
Luz	22
Mobiliário	22
Acústica	24
Equipamento	25
2. Seleção dos operadores	27
Exame médico	27
3. Treinamento	33
Cuidados corporais	33
Cuidados com a audição	35
Uso do fone de ouvido	36

Recomendações necessárias	37
Cuidados com a voz	41
Respiração	43
A linguagem falada	54
O roteiro da empresa	63
Saber ouvir	65
Saber falar	67
Investimento profissional do teleoperador	74
A língua-padrão	76
Ao telefone	77
Monitoração	86
Simulação	87
Reciclagem	90
Conclusão	95
Bibliografia	99

Prefácio à quinta edição

Onze anos se passaram desde a primeira edição deste livro e, como havia estimado na ocasião, a profissão de teleoperador está cada vez mais em alta no mercado atual, gerando uma cultura de telemarketing. A tecnologia avançou muito, é bem verdade, mas as necessidades humanas continuam merecendo a mesma atenção do primeiro dia e lamentavelmente permanece o mesmo descaso da primeira hora.

As definições continuam em alta: o que é telemarketing ativo, receptivo, misto, híbrido, vendas, pós-venda etc. Os teleoperadores recebem grande quantidade de treinamentos, os mais diferenciados, sobre os conteúdos específicos da área comercial em que atuam, mas não se fala em dividir o texto de maneira mais adequada para facilitar o entendimento da mensagem que atinja melhor os diversos públicos. Fala-se em clareza e modulação da voz, mas não se prepara a respiração que dará suporte a todo o sistema da fala. Comenta-se sobre a postura, mas não se ensina prevenção postural. Exige-se toda a atenção e paciência, mas não se ensinam técnicas de relaxamento. Fala-se o tempo todo em qualidade no atendimento, sem levar em conta a qualidade do ambiente de trabalho.

O *script* oferecido nem sempre é testado para a comunicação sonora, falada, que necessariamente deve ser de alta *síntese* e de alto *impacto* para o telemarketing. O blablablá interminável não dá tão certo assim, não se leva em consideração que o tempo das pessoas anda muito escasso. O número de informações não pode ser elevado. Se o texto necessita de muitas informações, recomenda-se que seja dividido em algumas etapas, previamente agendadas com o cliente, caso haja interesse. Agora, uma entrada de texto seguido de cinco minutos ou mais sem pensar em diálogo não é possível, não faz sentido para o veículo de comunicação em pauta. Talvez seja melhor pesquisar outra mídia. Telemarketing é comunicação verbal, é conversar com o cliente, não é monólogo empresarial que sai atirando para todo e qualquer *mailing* comprado. Não há abordagem positiva ou estratégia que resista a um texto enorme.

Insisto que o atendimento de telemarketing deverá ser sempre uma abordagem elegante, ou pelo menos de bom senso, demandando planejamento bem-feito e muita objetividade. Determinados procedimentos negam qualquer postura que se possa qualificar como elegante.

São Paulo, 2008.

Prefácio à primeira edição

Em 50 anos de vida terrestre, as atividades profissionais que exerci distribuem-se em três ramos bem definidos: o magistério, o teatro e a fonoaudiologia. Três atividades que caracterizam um falante profissional. É na qualidade de falante profissional que ouso "escrever", e publicamente confesso as dificuldades que encontro com a extraordinária "Galáxia de Gutemberg". Não é tarefa fácil dar forma gráfica a tão intenso treino sonoro, que perpassa toda a minha existência. Então, coloco as ideias no papel da única maneira que sei: falando. E é em tom de conversa que me sinto mais à vontade para falar, contar o que tenho vivido, pesquisado, observado. O canal da língua falada é o canal de comunicação que mais tenho treinado ao longo da vida. É conversando que minhas ideias ficam mais claras, é durante o ato da fala que consigo criar, elaborar conceitos, concluir tarefas, ousar coisas novas. A conversa é, hoje, minha didática, meu instrumento de pesquisa, a terapia que ofereço aos meus pacientes. É também em tom de conversa que ofereço este trabalho aos leitores, ou melhor, "ouvintes". Tentei, sim, em alguns momentos, ser "escritora", mas ao que parece, lá pelo meio do trabalho, não deu muito certo e acabei falando. E é isso, um livro falado, que ofereço ao público interessado no assunto, porque falar é o que sei fazer.

Este é um trabalho resultante de minha experiência no treinamento de voz e fala dos operadores de telemarketing. É um trabalho simples, até mesmo singelo, cujo único objetivo é preencher a lacuna existente no setor. É uma tentativa de amparar e orientar o teleoperador no uso da voz, da fala e da audição neste momento emergencial em que uma velha profissão é retomada e vestida com as últimas conquistas da tecnologia. E, dada a pressa e a correria de tal avanço, nem sempre nos encontramos suficientemente preparados para atender às necessidades preventivas e orientadoras da saúde do teleoperador, que se tornam imprescindíveis no momento.

No passado, cada empresa contava com um número pequeno de telefonistas, e isso era o que bastava para dar conforto a todo seu movimento telefônico. Atualmente, chego a treinar novecentos operadores de telemarketing para uma única empresa. Essa evidência gera uma preocupação mais do que justificada.

Essa velha nova profissão, tão sofisticada e de porte comercial tão amplo, exige rápidas reformulações conceituais, adaptações e criações que possam efetivamente acompanhar tal corrida tecnológica. Estamos aprendendo. Estamos tentando minimizar os atritos que possam acontecer entre máquinas e pessoas e prevenir os malefícios para a saúde que possam sobrevir do confronto – tão necessário na atualidade – entre teleoperadores e computadores. Prevenir é a palavra-chave. No momento, pontuar e acompanhar a corrida tecnológica é de extrema necessidade, para que a saúde do ser humano não seja aniquilada por ela. Não estou contra essa corrida, fique isso bem claro. Minha preocupação é correr junto, é não descuidar da fragilidade humana no que concerne à saúde e aos aspectos legais dessa velha nova profissão. A lei é, por vezes, extremamente lenta para regularizar direitos e deveres profissionais – e isso, para a atualidade, não é nada bom, principalmente quando o exercício da profissão envolve riscos e prejuízos irreversíveis à saúde humana.

No confronto entre computadores e teleoperadores, sou forçada a reconhecer que o ser humano está em desvantagem no tocante à saúde e ao conforto no exercício da profissão. Isso me aflige, devido ao perigo que ronda um teleoperador no exercício honrado de sua profissão. Uma profissão renovada tão de repente e com tantos perigos, muitas vezes desconhecidos, rondando seu exercício exige pesquisa e cuidados.

O empresário honesto e consciente tem se esforçado ao máximo para atender aos requisitos que a profissão nova requer. Louvo tal iniciativa e alio-me a ela na pesquisa que possa trazer mais segurança à saúde do teleoperador e mais conforto no exercício dessa profissão renovada.

Como já foi dito, este é um trabalho motivado pela urgência do momento, que envolve a segurança dos trabalhadores requisitados para o exercício de uma profissão de aparência inocente; afinal, quem não sabe atender a um telefone? No entanto, o inocente telefone pode transformar-se em instrumento pernicioso à saúde do ser humano quando usado cotidianamente, como profissão e sem critérios.

Tenho percebido que essa aparência inofensiva do uso do telefone é sua maior nocividade. O empresário e o teleoperador ficam extremamente contentes e satisfeitos com o treinamento da voz, da fala e da audição na empresa. É como se, com esse encontro de dez horas-aula, fosse afastado definitivamente um fantasma, algo negativo. Lamentável engodo. O ser humano não muda com facilidade, e o que tenho observado ao longo desses anos é a total falência do treinamento caso não haja também o cuidado de constantes reciclagens com os operadores de telemarketing. As recomendações, o treinamento e todas as informações logo caem no esquecimento, e hábitos anteriores passam a sobrepujar as informações mais recentes. Em menos de um ano, o teleoperador estará novamente entregue aos hábitos perniciosos e menos saudáveis relacionados com o uso profissional do telefone. A reciclagem é outra palavra-chave neste momento de explosão da profissão de teleoperador.

Tentei realizar um trabalho leve e até mesmo brincalhão, embora as preocupações que me aflijam sejam de ordem bastante profunda. Meu desejo é que ele sirva a seus objetivos específicos, tornando mais suave o exercício da profissão de operador de telemarketing – e, naturalmente, muito mais seguro do ponto de vista da preservação da saúde.

São Paulo, 1995.

Introdução

Este trabalho tem por finalidade dar apoio fonoaudiológico ao treinamento dos operadores de telemarketing.

O apoio fonoaudiológico atua basicamente com a empresa na orientação à seleção dos candidatos, no treinamento dos funcionários, na simulação das operações previstas e no acompanhamento profissional dos teleoperadores. O acompanhamento fonoaudiológico mantém o equilíbrio da saúde da audição e da fala, tranquilizando o empregador e o empregado. Um teleoperador sem acompanhamento fonoaudiológico é um funcionário entregue à própria sorte, que pode, por falta de orientação, lesar seus órgãos de audição e fala de maneira irreversível, tornando-se assim um candidato à aposentadoria por invalidez. As informações transmitidas durante o treinamento e a simulação tendem, com o passar dos dias, a cair no esquecimento, tornando o teleoperador vulnerável aos prejuízos de saúde que a profissão encerra.

A reciclagem é vital nessas situações. A consultoria fonoaudiológica não pode ser usada apenas para os casos que já se tornaram patológicos. A consultoria de prevenção é importante para que a empresa e o funcionário não tenham prejuízos e, o que seria muito mais grave, para que não se desequilibre o mercado de trabalho de operadores de telemarketing, anulando as possibilidades profissionais do teleoperador por falta de orientação e controle, uma vez que os danos à saúde são irreversíveis.

Quando, por volta de 1820, Alexander Graham Bell colocou seu invento à disposição da humanidade, jamais poderia imaginar os benefícios que traria à comunicação de massa computadorizada, ao comércio e à prestação de serviços, o que o telefone realiza com eficiência e segurança.

Neste momento, o tempo assume para a humanidade um papel de ordem prioritária. A menor distância entre as pessoas ainda é o telefone, evitando deslocamentos – o que nas grandes cidades está cada vez mais difícil e entre as cidades cada vez mais caro.

O telefone é o grande instrumento de trabalho, que gira entre o ouvir e o falar de nossos dias. É o telefone que movimenta o mundo dos negócios, em que falar e ouvir com nitidez propiciam grande movimentação de recursos monetários.

O operador de telemarketing é o comunicador, o "arauto" de uma empresa. Sua voz, sua fala, leva muito longe o alcance das vendas ou a prestação de serviços da empresa a que está ligado. Esse "arauto" necessita de um bom treinamento para que sua fala seja bem recebida pelo público, contagiando e animando esse público a permanecer fiel à empresa.

Pela voz, pela fala e pelo ouvido do teleoperador, a empresa fala e ouve seu público. Se essa voz não é agradável e essa fala não é bem cuidada, o público pode perder o interesse pela empresa e procurar a concorrente, caso esta fale melhor. Cativar o público pela voz e pela fala é uma das metas do teleoperador. Treiná-lo bem é uma função da empresa. O responsável pelo treinamento sonoro – voz, fala e audição – é o fonoaudiólogo, trabalhando em conjunto com profissionais envolvidos na área: otorrinolaringologista, médico do trabalho, psicólogo, engenheiro acústico, técnico em telefonia, técnico em informática, ergonomista e demais profissionais necessários, contratados pela equipe de recursos humanos da empresa.

Qualquer trabalho em telemarketing, essa tendência em alta em nossa sociedade, requer uma preocupação com a saúde que acompanhe o crescimento do setor para não causar vítimas desnecessárias. O telefone, usado corretamente, pode trazer bons lucros a todos, sem causar prejuízos à saúde dos teleoperadores e, consequentemente, às empresas e ao mercado – que cada dia mais necessitam do telemarketing em seus negócios, pois não é mais possível ignorar essa nova maneira de negociar, especialmente no setor de vendas e prestação de serviços.

Um teleoperador bem treinado, bem orientado e, principalmente, bem acompanhado no uso de audição, voz e fala em seu dia-a-dia de trabalho será, com certeza, um teleoperador de alta produtividade e saudável.

O teleoperador nem sempre tem ciência dos riscos que sua profissão oferece à saúde. O cuidado, por parte da empresa, de preservar sua saúde só pode criar um nível de recíproca confiabilidade entre as partes.

Preparação do ambiente

Espaço físico

O ambiente físico em que será instalado o equipamento de telemarketing necessita ser bem planejado, obedecendo às regras de saúde e higiene: um espaço amplo, se possível bem ventilado e com fontes de luz natural. Deve ser um local em que o teleoperador não se sinta sufocado, acotovelado, amontoado ou sob pressão devido ao espaço inadequado das instalações.

As melhores instalações são as circulares, que permitem uma dinâmica de trabalho melhor. Elas devem prever certa discrição para os assuntos tratados, com cabines individuais, sem serem fechadas mas que permitam o sigilo necessário à realização das operações telefônicas, para que o cliente não ouça assuntos que não lhe dizem respeito nem possa desconfiar da falta de discrição da empresa para com seus assuntos pessoais.

Uma estrutura circular, dividida em oito partes isoladas, com divisórias e altura de oitenta centímetros acima do nível da mesa, parece-nos a mais funcional e de impacto mais positivo para o teleoperador. As formas lineares dão a sensação de "indústria da comunicação", em que a discrição da comunicação realizada entre teleoperador e cliente sofre a interferência dos outros atendimentos. A privacidade – que é o mais importante – não acontece. Essas estruturas geram muito ruído. Não apenas a privacidade mas principalmente a clareza e o entendimento da mensagem são de importância fundamental.

As empresas com melhores recursos de espaço podem dispor das acomodações da maneira mais harmoniosa e confortável, lembrando sempre que o bem-estar do teleoperador passa diretamente aos ouvidos do cliente, transmitindo a confiança que se faz necessária à imagem da empresa. Manter o atendimento em perfeito estado é manter o consumidor ativo, permitindo a fidelidade do cliente por muito tempo.

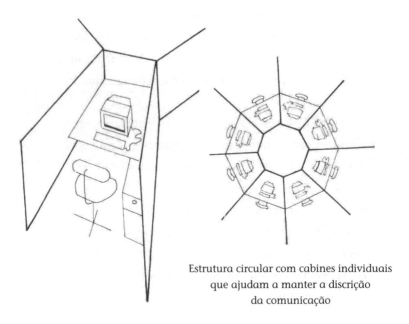

Estrutura circular com cabines individuais
que ajudam a manter a discrição
da comunicação

O PODER DA VOZ E DA FALA NO TELEMARKETING • **21**

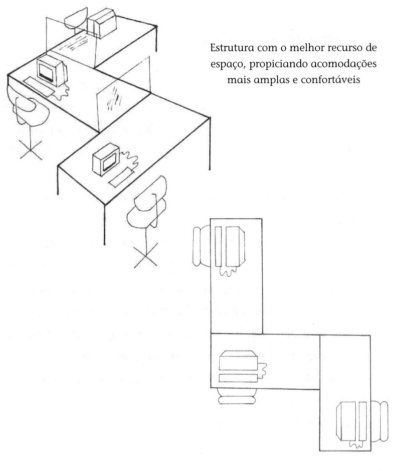

Estrutura com o melhor recurso de espaço, propiciando acomodações mais amplas e confortáveis

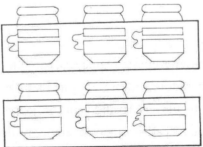

Estruturas lineares, "acotoveladas", dando a ideia de "indústria da comunicação" bastante negativa

Luz

Regulagem de boa qualidade

A iluminação do ambiente de trabalho do operador de telemarketing necessita ser bem planejada e em parte natural, se possível. A luz artificial pode ser medida, se está forte ou fraca demais (o médico do trabalho pode realizar e avaliar essa mensuração), mantendo a luminosidade em equilíbrio e evitando que ela incida fortemente sobre a tela do computador, dificultando a visão do teleoperador de duas maneiras: na coleta de dados na tela e na visão propriamente dita.

Uma janela é sempre um descanso para os olhos. Quando não é possível haver uma janela, o ambiente de trabalho pode ser decorado com painéis com fotos de lugares aprazíveis, por onde os olhos possam passear e repousar. Recomenda-se também o uso de plantas decorativas, que tornem o ambiente agradável, além de pequenos enfeites ou objetos que personalizem o diminuto espaço usado pelo teleoperador, criando ligações carinhosas com os instrumentos de trabalho e ajudando a minimizar as tensões que a própria atividade profissional promove.

Mobiliário

Conforto ganha tempo

As mesas de operação telefônica devem ser reguláveis, para melhor ajuste e conforto do teleoperador. A altura e o espaldar das cadeiras também necessitam ser reguláveis, levando em consideração a altura de cada teleoperador. As cadeiras não devem ter rodinhas, pois estas desequilibram a postura e causam sérios prejuízos à coluna vertebral quando a cadeira é usada como "carrinho"

Um teleoperador sem conforto se cansa rapidamente, e sua voz e fala passam a contaminar, com esse desconforto, as relações da empresa com os clientes. Espera-se que, durante sua atividade, o teleoperador não pare de sorrir ao telefone, mas, para isso, a empresa pode ajudar, promovendo mais conforto aos funcionários.

A expressão "sorrir ao telefone" deve ser entendida como um sorriso interior, não efetivamente um sorriso físico, na máscara facial. Manter as comissuras labiais eternamente esticadas, em forma de sorriso, com certeza prejudicaria o teleoperador e a emissão da palavra. No Brasil, nossa melhor emissão sonora, com relação à articulação da palavra, ainda é protuindo levemente os lábios. Somos ligeiramente "bicudos" para falar, nossos lábios ficam discretamente para a frente.

Manter os lábios em sorriso não faz parte da maneira de falar do nosso povo. Tal realidade ou necessidade de emissão sonora em forma de sorriso faz parte da articulação própria de outros países, não nos convém. O estudo do canto e de outras línguas em nosso país é responsável por essa contaminação de postura labial, que em nada ajuda a articulação da palavra em nosso idioma. Para a telefonia, a postura dos lábios de maneira discretamente protruída, em forma de "bico", é a que dá melhores resultados no entendimento articulatório das palavras.

O termo "falar com um sorriso nos lábios" pertence a bibliografias estrangeiras, adotadas de imediato sem antes ser prudentemente verificado se tal postura dos músculos da face ajuda ou prejudica a fala nacional. Posso assegurar que os lábios em forma de sorriso só atrapalham a articulação da palavra, principalmente a palavra "brasileira". As pesquisas realizadas por outros países são sempre bem--vindas, mas é necessário olhar, verificar e aceitar os hábitos e costumes do nosso país. Sem tal cuidado, estaremos impondo maneiras estranhas à fala espontânea do povo. Não se pode transportar, de maneira "instantânea", os hábitos da fala dos outros povos, por mais interessantes que esses hábitos sejam, para a nossa realidade de "nação sonora"; deve-se verificar a possibilidade de colocar em prática tais novidades. Com a boa intenção de ajudar, acabaremos por criar graves dificuldades ao entendimento da nossa mensagem falada em telemarketing, o que pode gerar uma catástrofe de consequências monetárias. Ou nos entendemos, ou perdemos dinheiro.

Havendo dúvidas por parte da empresa com relação ao mobiliário e à sua propriedade funcional, deve ser contratado um profissional de ergonomia, que é o estudo científico do ajuste ambiental entre as pessoas e os objetos usados no ambiente de trabalho. As soluções são sempre favoráveis à empresa e ao conforto dos funcionários.

A mesa de operações telefônicas deve ter, além do material de trabalho, um lugar em que o teleoperador possa guardar seus pertences pessoais, ajudando a manter a ordem necessária ao bom andamento do serviço. Um local seguro para colocar uma garrafinha com água é de vital utilidade. O teleoperador necessita beber bastante água durante o trabalho. Não se recomenda a utilização de copo descartável – não apenas por sua fragilidade, mas pelo estrago que pode causar se cair e esparramar água pelo teclado, pelos papéis etc.

Os pés do teleoperador devem estar bem apoiados, e para isso é recomendado que disponham de um suporte. Quando mal apoiados, os pés desequilibram todo o corpo, que passa então a produzir um som, uma voz de pouca confiabilidade. O equilíbrio do corpo é a segurança da voz.

ACÚSTICA

Isolamento necessário

É preciso haver isolamento acústico para minimizar os ruídos do ambiente de trabalho capazes de interferir nas ligações telefônicas. Na medida do possível, devem ser eliminados também os ruídos externos.

Um engenheiro acústico resolverá esse problema com um projeto adequado ao lugar e o uso de materiais absorventes sonoros. Sempre que possível, recomendo: mesas de madeira (evitando fórmica, vidro ou qualquer outro material de pouca absorção), teto com placas de espuma facetada e chão de madeira ou outro material absorvente sonoro.

Se o ruído sonoro do ambiente de trabalho aumenta muito, criando uma "poluição sonora ambiente", pode causar desentendimentos entre teleoperador e cliente na passagem ou recebimento das informações comerciais, gerando insegurança ou desconfiança no andamento das negociações. Existe um equipamento chamado "cancelamento de ruídos" que compensa as flutuações de ruído, ajudando a minimizar a estática das ligações telefônicas. Acredito que seja uma vantagem fundamental para o cliente, que passa a ouvir melhor a mensagem da empresa, mas tal pressão sonora, com certeza, é prejudicial à saúde do teleoperador.

Equipamento

O bom equipamento dá bons resultados

O equipamento de um *call center* obrigatoriamente necessita permanecer em perfeito estado, com manutenção continuada e adequada. O telemarketing é um serviço para "ganhar tempo". O atendimento não pode se demorar por falta de cuidados técnicos com os aparelhos ou por estes serem inadequados, sem manutenção ou – o que é bem pior – ultrapassados. O telemarketing é um setor que exige constante investimento em tecnologia de última geração, atingindo a sofisticação, se assim for necessário.

Os investimentos nessa área têm retorno rápido, garantido, e nada justifica o tormento dos teleoperadores para lidar com instrumentos inadequados. Evitar o mau humor dos trabalhadores de *call center*, o telemarketing ampliado, é função e conveniência da empresa. O teleoperador necessita de equipamentos de trabalho em perfeita ordem para manter o "sorriso interno" a cada atendimento e passar ao cliente, cada vez mais exigente, os bons serviços da empresa com o entusiasmo, a credibilidade e a cortesia que o desempenho da função de teleoperador requer.

"Ganhar tempo" implica maior número de linhas telefônicas e número adequado de funcionários. O cliente que liga para um serviço de "ganhar tempo" não pode "perder tempo" indefinidamente até ser atendido.

Em nome da agilidade eletrônica ou da tecnologia avançada, manda-se discar um número, depois outro e mais outro, e de brinde toca-se uma interminável musiquinha. Não é verdade que isso facilita ou melhora o relacionamento com o público. Essa economia de funcionários, muito usada pelo SAC (Serviço de Atendimento ao Consumidor), pode causar grandes prejuízos. Deixar um cliente "pendurado" e ouvindo musiquinha é inaceitável. Entendo isso como desrespeito premeditado e não reconheço a menor qualidade nesse atendimento ao público.

Insisto: qualquer contato telefônico com o cliente deve ser obrigatoriamente uma ação elegante. Não há estratégia melhor que a boa educação e a elegância. Isso gera simpatia. Isso dá lucro.

Seleção dos Operadores

O momento inteligente da empresa

A seleção de operadores de telemarketing merece da empresa ou *call center* uma atenção especial, pois a escolha de uma pessoa inadequada à função pode acarretar problemas.

O perfil de um operador de telemarketing é o de um sujeito alegre, otimista, de bom humor, paciente, que goze de boa saúde, goste de falar e, principalmente, seja prestativo, goste naturalmente de ajudar, cooperar – um sujeito de bem com a vida.

Exame médico

Rotina necessária

Os exames médicos para a admissão ao trabalho, exigidos pela consolidação das leis do trabalho (CLT) e realizados pela medicina do trabalho, não são os únicos para a avaliação clínica de um teleoperador. Para essa função, o exame psicológico assume função primordial. O equilíbrio emocional do teleoperador é de grande importância para a jornada de trabalho que terá de enfrentar.

O exame de vista merece atenção especial, afinal são trabalhadores "computadorizados".

A digitação também exige cuidados; difícil é verificar se o candidato não chega com problemas nessa área.

O exame com um otorrinolaringologista é fundamental. Envolve o exame de audição, da laringe e das cordas vocais.

A audiometria é obrigatória num exame de seleção de teleoperadores, assim como o exame fonoaudiológico.

A audiometria nos dá o nível de audição do candidato, que servirá como elemento de avaliação para sua aprovação ou não, servindo também como base futura de comparação com as demais audiometrias que deverão ser realizadas a cada seis meses, enquanto o teleoperador estiver ligado à empresa. Esse cuidado não serve apenas como prevenção auditiva do funcionário, mas também como prova jurídica em possíveis casos trabalhistas.

A laringoscopia é igualmente importante e verifica se o candidato tem algum problema nas cordas vocais ou nos órgãos fonoarticulatórios, evitando a contratação de pessoas com o aparelho fonador prejudicado. Por razões óbvias, os resultados da laringoscopia e da audiometria podem ser eliminatórios para a função.

O exame fonoaudiológico assume grande importância e a eliminação – fundamental – de pessoas que emitam ruídos na fala. Não podemos permitir o menor ruído na comunicação, pois se trata de um serviço que exige uma perfeita estética no falar. Falar bem e corretamente faz parte da função de operador de telemarketing.

Recomenda-se que a empresa se assegure da idoneidade e da confiabilidade da seguradora de saúde contratada para realizar os exames específicos. O operador de telemarketing já é bem conhecido no mercado da saúde; é uma profissão que avança e se firma a cada dia. A audiometria, dada sua importância para o profissional, deve ser muito bem realizada por profissionais da saúde, sejam otorrinolaringologistas, sejam fonoaudiólogos. Enfermeiros não podem dar parecer audiométrico e muito menos realizar uma audiometria. Descuidos ficam por conta do controle de gestão de qualidade dos órgãos de classe instituídos no mercado de mais uma profissão, a de teleoperador.

Para as empresas que pretendem instalar um telemarketing, *call center* ou televendas com ar-condicionado muito frio, recomenda-se que os candidatos portadores de sinusite, laringite ou qualquer alteração orofaríngea devam ser reprovados. Essas manifestações no dia-a-dia, com o ar-condicionado muito frio, deixam o teleoperador impossibilitado de trabalhar.

O fonoaudiólogo necessita ter o máximo de atenção para com os distúrbios de comunicação e os sotaques muito intensos; a voz e a fala precisam primar pela clareza e pela busca do som mais limpo. O uso correto da língua pátria é fundamental e recomenda-se muita atenção ao abuso dos gerúndios, "vamos estar fazendo...". A imagem da empresa está diretamente ligada ao bem falar do teleoperador.

O candidato reprovado nos exames precisa ser comunicado do ruído de comunicação de que é portador, a fim de que possa tomar as providências necessárias relativas a uma terapia fonoaudiológica, caso queira ser futuramente aproveitado pelo mercado como teleoperador. Problemas leves de comunicação podem ser negociados com a empresa. Os problemas de reorganização da fala e da linguagem, bem como os de terapia fonoaudiológica de médio e longo prazo, devem ser motivo de reprovação e de encaminhamento fonoaudiológico.

Um exame médico atento e orientado à função a ser desempenhada pelo candidato é de grande importância para a empresa e para o funcionário; evita-se perda de tempo e sofrimento inútil.

O médico do trabalho da empresa necessita ter um pouco mais de atenção às manifestações de ordem respiratória e pulmonar. Paralelamente, o sistema de ar-condicionado precisa de constantes revisões.

Algumas empresas entrevistam os candidatos por telefone, selecionando com maior objetividade as vozes e as falas mais apropriadas à expectativa da empresa. É ouvindo o candidato ao telefone que se pode avaliar melhor sua expressão sonora, a clareza de sua fala, a dicção, a modulação, a comunicação, o entusiasmo e a imagem sonora que o candidato passa. Algumas vozes provocam reações muito negativas no ouvinte, quer pela maneira de falar, quer pelo timbre não muito agradável ou pela entonação pouco convincente para o exercício da profissão.

A avaliação feita por telefone é bastante interessante, pois pode evitar problemas posteriores. Depois que o candidato já foi contratado e está perfeitamente legalizado na empresa, não adianta mais perceber que sua voz não causa a impressão desejada no cliente, por problemas os mais diversos, como: voz infantil, que transmite pouca confiança e credibilidade nos assuntos tratados em nome da empresa; voz arrastada, que provoca irritação; voz excessivamente rude, que assusta os clientes etc. A voz gera imagens mentais, que podem ser favoráveis ou não ao produto empresarial oferecido.

A avaliação telefônica pode ser feita de maneira informal, provocando o candidato a falar sobre assuntos de interesse geral. Essa conversa, obviamente, será gravada para uma avaliação mais apurada, evitando-se avaliações precipitadas que possam deixar escapar um excelente candidato. Mas, inegavelmente, a voz e a fala devem passar credibilidade e firmeza, sem serem rudes. O teleoperador é, por princípio, um sujeito gentil, de voz agradável e principalmente inteligente. A responsabilidade e a "aura sonora" de uma empresa estão intimamente ligadas à voz que atende em seu nome. As vozes entusiastas e que transmitem confiança são inegavelmente as melhores. Recomenda-se evitar as vozes muito agudas e as graves ao extremo, assim como as de nasalidade muito alta, que não causam bom impacto sonoro comercial e geralmente prejudicam o bom entendimento da mensagem pelo cliente.

TREINAMENTO

CUIDADOS CORPORAIS

Voz e corpo trabalham em harmonia

As tensões musculares são o grande inimigo dos operadores de telemarketing. Essas tensões, que fatalmente envolvem o pescoço e os ombros, precisam ser observadas com grande atenção, pois podem se refletir nas cordas vocais e propiciar nelas uma batida brusca, criando ali um edema ou um calo. Isso, fatalmente, resultará em disfonia ou rouquidão, impedindo a boa comunicação desse teleoperador.

As tensões musculares podem ser provenientes de uma postura inadequada de trabalho. Vícios posturais devem ser continuamente observados pelos superiores e, naturalmente, corrigidos. A tenossinovite e a tendinite podem ser prevenidas e até mesmo evitadas por uma postura adequada de trabalho ao teclado do computador. O movimento específico da digitação deve ser apoiado pela musculatura posterior do tórax e das costas, nunca pelo punho. O encaixe do eixo torácico e pélvico, na postura sentada, sempre sobre os ísquios, é fundamental para evitar o esgotamento dos tendões da mão. O uso da musculatura das costas é um treinamento básico para pianistas, exímios "digitadores", que não podem jogar no punho qualquer força sob o risco de deixar de produzir um som maravilhoso, leve e de agradável fluência.

Já existem no mercado aparelhos próprios para o auxílio à digitação profissional, que impedem os vícios posturais nocivos e, consequentemente, aliviam o grande transtorno doloroso que ronda o digitador profissional. Os desenhos a seguir podem facilitar muito a sua vida. Observe.

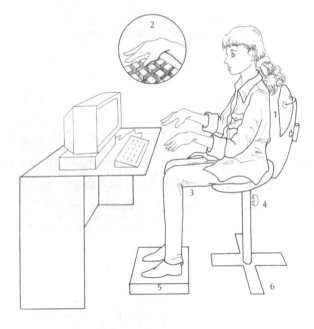

1. postura das costas; 2. ângulo da mão para a digitação;
3. corpo em ângulos retos; 4. cadeira com altura e encosto reguláveis;
5. suporte para os pés; 6. cadeira sem rodinhas

O operador de telemarketing, via de regra, exerce sua profissão sentado; para isso, é recomendável que prepare bem o corpo.

Ao sentar-se, deve manter sempre ângulos retos nas grandes articulações: tornozelos, joelhos e coxofemoral. Deve sentar-se sempre em cima dos ísquios, como mostra o desenho, evitando escorregar na cadeira para a área coccígea, o que pode causar graves e dolorosos problemas com o tempo, muitas vezes bem resolvidos apenas por um quiroprático. A coluna sempre merece um tratamento cotidiano adequado, mantendo-se a postura o mais encaixada possível, a partir do ângulo reto dos ísquios, com a intenção direcional da cabeça sempre para cima. A coluna é muito sensível aos maus-tratos, e sua resposta é sempre bastante dolorosa. Recomenda-se o uso de apoio para os pés. É importante que o teleoperador entenda que passará a maior parte do exercício de sua profissão sentado e que, por isso, deverá estar atento e ter uma postura adequada. O entendimento do desenho facilitará muito sua vida.

Cuidados com a audição

A perda da audição é a perda da capacitação profissional

Ouvir é um dos objetivos principais do atendimento de telemarketing. Saber ouvir é fundamental. O teleoperador que sabe ouvir encontra as respostas adequadas dentro do roteiro-base de atendimento previsto. Saber ouvir é, inegavelmente, a sustentação de um bom atendimento. Jamais se pode atropelar a fala do cliente, por mais atrapalhado que ele seja. Em tese, o cliente tem todo o tempo que quiser para falar. O ato de ouvir será sempre realizado com consideração e respeito, objetivando um relacionamento de boa qualidade entre a empresa e o cliente.

A preocupação constante com a manutenção do padrão de qualidade no atendimento faz do saber ouvir com atenção uma das regras principais do bom atendimento. Ouvir bem para melhor encaminhar e resolver o seu pedido. O cliente quer ser atendido no pedido específico e apenas nele; por favor, não tente ouvir algo diferente, pois podem desencadear-se problemas. O pior desses problemas é o cliente procurar o concorrente, que o atenda melhor e ouça o seu pedido com mais exatidão. E, por falar em ouvir, como está a sua audição?

Uso do fone de ouvido

Jamais empreste

Pelo que tenho observado, o melhor fone de ouvido é o monoauricular, que permite a ventilação do tubo auditivo externo e o descanso da estimulação auditiva por período de uso. Ao ser orientado no uso correto do fone de ouvido, em primeiro lugar o teleoperador necessita de um bom esclarecimento sobre o funcionamento do processo auditivo como um todo, para evitar a perda da audição ou um trauma acústico; em segundo lugar, necessita de esclarecimento sobre a necessária troca do fone de ouvido a cada hora e meia de uso lateral. Isso deve ser ressaltado sempre. É muito comum que o teleoperador use o lado dominante de sua audição, ou seja, use o fone de ouvido sempre do mesmo lado. A sensação é de conforto, parece que ouve melhor, o que não faz jus à verdade. O lado não dominante, caso não tenha nenhum problema, ouve muito bem, necessitando apenas de treino, e isso só pode acontecer pelo uso frequente. A cada três meses, costumo pedir ao gerente do telemarketing que superviosino que faça circular o seguinte bilhete:

"Para que a sua audição possa manter-se saudável, preservando a normalidade do potencial auditivo, é necessário respeitar o limi-

te de seu sistema de audição. A cada HORA E MEIA, esse limite de saturação se aproxima; logo, a cada HORA E MEIA, o fone de ouvido deve ser trocado de lado, ou seja, deve-se mudar o fone de ouvido de orelha. Assim, um lado descansa enquanto o outro lado trabalha, fazendo-se o revezamento lateral a cada HORA E MEIA. E se não trocar o fone de ouvido de lado? Bem, as consequências são muito simples: o lado usado constantemente e sem descanso começa a dar sinais de perda auditiva. Com o passar do tempo, você perceberá "apitos" do lado que tanto gosta de usar sem descanso e passará a ter dificuldades para entender o que as pessoas estão dizendo. Nesse caso, você perderá o potencial auditivo dessa lateral tão usada e sem descanso. ESSA PERDA NÃO TEM VOLTA. É irreversível, mas perfeitamente EVITÁVEL se a cada HORA E MEIA você trocar o fone de ouvido de lado. Se você respeita os limites do organismo, ele devolve a gentileza, permitindo que você trabalhe em paz durante muitos anos, quantos quiser. Um abraço, Eudosia."

É importante evitar, entre os teleoperadores, o uso de automedicação ou paliativos caseiros e encaminhá-los ao otorrinolaringologista sempre que se perceber qualquer alteração da audição ou da emissão da fala. A automedicação é como uma onda de modismo: a cada momento aparece uma medicação entre os funcionários. Isso não deve ser estimulado pelos supervisores.

Recomendações necessárias

Procure lembrar sempre

Mantenha o tubo auditivo externo da orelha bem seco após o banho ou mergulho, usando a ponta da toalha para secá-lo. Não use cotonetes ou objetos similares. No tubo auditivo externo não se coloca NADA.

Evite locais de ruído muito intenso, preserve sua audição; você precisa dela para seu trabalho. Evite o *walkman*, pelo mesmo motivo. Só tome remédios com a aprovação do seu médico. Consulte um otorrinolaringologista sempre que sentir qualquer alteração auditiva (apitos ou barulhos dentro do ouvido) ou na voz.

Troque o fone de ouvido a cada HORA E MEIA de lado auditivo, permitindo a ventilação e o descanso da estimulação sonora recebida. É sempre bom lembrar que a exposição prolongada a intensos níveis de ruídos pode acarretar perda de audição, e toda perda de audição é de caráter irreversível. O descanso da estimulação sonora é vital para a saúde auditiva. A deficiência auditiva geralmente se instala muito antes que possamos perceber que não estamos escutando bem.

As dores de ouvido devem ser examinadas cuidadosamente por um otorrinolaringologista. Gripes e resfriados mal curados às vezes causam infecções no ouvido (otite), que, se não receberem toda a atenção para a cura, podem agravar-se e tornar-se a causa de uma perda auditiva. Cuidado com as gripes e resfriados.

Jamais empreste ou peça emprestado o fone de ouvido; ele é um instrumento de uso estritamente pessoal. Caso seja inevitável o empréstimo, troque a espuma ou o protetor do receptor auditivo ou higienize-o, se for de outro material. Quando o protetor do receptor auditivo for de material que sofra alterações com o uso continuado, como a espuma, que com o tempo começa a esfarelar, troque esse material para que não deixe resíduo no tubo auditivo externo. Quando o fone de ouvido precisar de reparos, arranque a esponja e jogue-a fora antes de entregá-lo a seu gerente ou supervisor, para evitar que ele retorne com a proteção auricular usada, contaminada. Esses cuidados talvez pareçam tolos, mas uma otite pode alastrar-se pelo conjunto de teleoperadores e impedir o telemarketing como um todo de funcionar.

O ambiente bem planejado com relação à acústica evita que o ruído do recinto interfira no bom andamento do trabalho, permitindo que o entendimento telefônico com os clientes não seja perturbado pela poluição sonora criada no recinto de trabalho. Um nível de ruído ambiente muito intenso pode gerar, no atendimento ao cliente, interferência de ordem preocupante para a empresa, uma vez que a discriminação sonora de ambas as mensagens, a da empresa e a do cliente, corre o risco de sofrer distorções catastróficas para os interessados no negócio em andamento. Um ruído ambiente muito alto obriga o teleoperador a falar muito alto também, e esse abuso vocal constante pode dar origem a estados disfônicos e rouquidão, contribuindo ainda mais para o aumento das distorções da comunicação entre as duas partes envolvidas.

Cabe à empresa esclarecer o funcionário com relação ao uso dos aparelhos envolvidos na ação do trabalho específico, não apenas quanto ao uso dos aparelhos que envolvem a audição, mas também quanto ao uso correto da fala, da digitação, da visão e de tudo mais que faça parte do trabalho. A ausência desses esclarecimentos pode levar o funcionário a prejudicar a saúde, muitas vezes em caráter irrecuperável. O mundo atual exige do empresário uma postura preventiva com relação ao uso de aparelhos e seus malefícios prováveis, realizando um treinamento de amplos esclarecimentos e oferecendo a manutenção necessária do bom nível preventivo. Acontecendo algum problema de saúde relacionado com o uso da aparelhagem, deve o empresário encaminhar seu funcionário para orientação clínica, evitando prejuízos maiores à saúde pela demora do atendimento. O famoso "deixa pra lá, depois passa" pode ser o responsável por danos à saúde considerados graves e, muitas vezes, irreversíveis.

É sempre bom lembrar que o exame clínico realizado na seleção e admissão do funcionário não pode nem deve ser o único; a cada seis meses, recomenda-se que o funcionário passe por uma avaliação clínica de ordem preventiva, principalmente dos órgãos da visão, audição e fala. Esse procedimento só trará benefícios a todos. É muito comum o funcionário não comparecer aos exames de avaliação periódica por entender que, se alguma anomalia for detectada, poderá perder o emprego. Nada é mais enganoso do que esse procedimento. Se os desequilíbrios de saúde já foram deflagrados, descobri-los o mais rapidamente possível é o melhor que pode acontecer, permitindo que uma imediata interferência clínica minimize os malefícios causados e evitando que a enfermidade se manifeste mais adiante, de maneira contundente e radical, promovendo lesões de ordem irreversível.

Costumo pedir ao gerente de cada telemarketing ao qual presto serviços que uma vez por semana coloque na tela mensagens de alerta, tais como: "DESCANSE", "TROQUE O FONE DE OUVIDO DE LADO". Ou faça circular impressos elucidativos, do tipo: "A audição humana deve ser cuidada sempre. O operador de telemarketing necessita da audição para receber a mensagem do cliente com a clareza que se faz necessária, para melhor interpretar o seu pedido". As mensagens de alerta devem ser usadas principalmente quando o atendimento está em pico, no corre-corre. É nesses dias de maior atendimento que os teleoperadores esquecem a prudência com a saúde, cometendo abusos de toda ordem. Cabe então à gerência ou ao supervisor, como melhor a empresa entender, assumir a responsabilidade pelos alertas.

É obrigação do funcionário empenhar-se no cumprimento das normas de segurança e saúde transmitidas no treinamento e na reciclagem. O bom andamento de um atendimento por telemarketing depende da responsabilidade e idoneidade de cada participante.

A mucosa que reveste o trato vocal necessita de muita hidratação, uma vez que a função de falante consome muita umidade, necessitando de água. Recomenda-se que o falante recupere a umidade bebendo oito copos de água ao dia – ou até mais, se o dia estiver muito quente ou se o ar-condicionado estiver a todo vapor. Ao lado do cartão de ponto ou no refeitório, a gerência pode colocar avisos como: "BEBA OITO COPOS DE ÁGUA POR DIA". A falta de hidratação é uma das responsáveis pelo muco espesso que gruda na garganta e obriga o teleoperador a raspá-la com violência, podendo prejudicar os órgãos de fala com os golpes bruscos de glote.

Tudo isso pode ser evitado com o consumo de oito inocentes copos de água por dia. Experimente! Costumo também incentivar o cultivo de plantas aquáticas ou ornamentais no ambiente de trabalho submetido a ar-condicionado, para evitar a secura do ar e a consequente afetação da mucosa orofaríngea. O chocolate escondidinho na gaveta, que vai aliviando a fome no decorrer do trabalho, é um inimigo poderoso da mucosa orofaríngea. O "vilão" dessa história é o excesso de parafina usada na confecção de chocolate. A parafina derrete e gruda na mucosa, criando dificuldades para a ressonância natural da fala. Evite-se então o chocolate, antes e durante o ato da fala: depois, nada contra! Evite também as balas geladinhas de menta: seus vapores gelados quase conseguem anestesiar as cordas vocais. É muito fácil reconhecê-las: coloque a balinha na boca, salive bem e engula. Faça uma rápida inspiração bucal. Ficou tudo gelado? Então jogue fora essa balinha que está minando sua saúde vocal – mesmo as balinhas que têm cara de remédio! Não se deixe enganar: gelou, não serve. Jogue fora.

Cuidados com a voz

Obrigação do falante profissional

O trabalho vocal, que envolve voz e fala, é o fato mais importante de um atendimento de telemarketing.

O cliente tem apenas o som da voz e da fala do teleoperador como referência da empresa como um todo. É importante separar som (voz) de fala (código). O som pode ser agradável ou não, assim como a fala pode estar cuidada ou não. Tais elementos, voz e fala, dizem muito sobre uma pessoa, e essas características envolvem a empresa.

Vozes roucas, maltratadas, transmitem pouco entendimento das informações da empresa e fatalmente passam a imagem de uma instituição descuidada e pouco confiável. Falas em desequilíbrio, emitindo palavras incompletas, principalmente nas finalizações que envolvem as concordâncias verbais e nominais, ou ainda as terríveis trocas de L por R. Enfim, um vocabulário muito pobre e altamente mutilado leva com certeza até o público uma imagem pouco recomendável para qualquer empresa.

FALAR É PODER. Isso não pode ser esquecido jamais. Se a empresa fala mal com seu cliente, ou melhor, se a comunicação não é satisfatória, a empresa como um todo perde muito do seu poder de credibilidade comercial. Entrar em contato com uma empresa não pode ser de forma alguma um "tormento" para os clientes.

Lembro agora que, há alguns anos, uma empresa aérea estava investindo todos os seus esforços para conquistar uma maior fatia do mercado e realizava um marketing pesado visando ao melhor atendimento ao setor, o que realmente agradava muito, e eu também mudei minha rotina de voos. Esperei com tranquilidade o horário do voo dessa companhia. Num voo de fim de tarde, após receber uma taça de champanhe, ouvi do comissário as instruções de praxe. Qual não foi minha surpresa ao perceber uma linguagem mutilada, cheia de concordâncias verbais absurdas. Gostei, sim, de um pouquinho de champanhe, principalmente depois de um dia de treinamento intensivo com operadores de telemarketing, mas aquele champanhe não consegui tomar. Um voo costumeiramente tão alegre e barulhento tornou-se silencioso. A agressão verbal inesperada atingiu em cheio os clientes. Reparei que o lanche estava frio, o atendimento não era assim tão maravilhoso, e assim comecei a me perguntar por que razão tinha esperado esse voo. A partir desse dia, passei a voar por essa companhia apenas quando isso realmente interessava, e sempre observando alguns defeitos.

Todo o empenho e investimento do setor de marketing de uma empresa podem ruir, desastradamente, pelo uso incorreto da fala dos funcionários em contato direto com o público.

O marketing da empresa pode preparar um roteiro muito bom, mas, se os teleoperadores não "sabem" o que estão dizendo, o cliente não "sabe" o que deve entender.

Respiração

O mais importante

Um bom treinamento de voz e fala começa pela respiração. O ar inspirado é um alimento para o organismo. O órgão responsável pelas trocas gasosas é o pulmão, mais precisamente os alvéolos pulmonares, que mantêm o equilíbrio alimentar dos gases no organismo. O ato respiratório, que é vital para os seres humanos, vem sofrendo interferências negativas por imposição de modismos ou conceitos sem fundamento científico. A expiração, ou a saída do ar do organismo, é a responsável pela voz e pela fala. Algumas pessoas se preocupam em inspirar uma grande quantidade de ar, na doce ilusão de que assim melhorarão o ato de falar. Outras, nesse afã, chegam a levantar os ombros, talvez com a intenção de "ajudar" o organismo nesse mister, sem perceber que tal interferência, em vez de ajudar, só atrapalha.

Não serei eu a indicar mais uma "receita" respiratória. A reflexologia e a cinesiologia já permitem analisar as funções do organismo para melhor entendê-las.

O dr. Sándor Pethö, saudoso professor e pesquisador, quando em serviço médico na Segunda Guerra Mundial, por absoluta carência de medicamentos e precárias condições hospitalares desenvolveu a pesquisa de uma terapia alternativa baseada em toques corporais sutis, que podem deflagrar, entre outras coisas, o reflexo respiratório. Conhecendo o reflexo respiratório, automaticamente passamos a conhecer a quantidade específica de ar de que cada organismo necessita. Todos somos diferentes. A quantidade de ar que circula no organismo é única e específica para cada um. Nesse particular, ninguém pode ser modelo para ninguém. Cada pessoa consome uma quantidade específica de ar que corresponde às suas necessidades.

Para isso, recomendo um pequeno exercício, a ser realizado em dupla, com os dois teleoperadores sentados no chão de uma sala rigorosamente limpa, com os pés separados. Assim se procede: localiza-se, em um atlas anatômico, a passagem do plexo braquial entre a clavícula e a escápula, local do corpo mais conhecido como "saboneteira". Com os dedos da mão bem unidos, toca-se suavemente esse ponto, a "saboneteira". Os olhos devem permanecer o tempo todo fechados. Outra pessoa coloca-se às costas da que está realizando o exercício, com o objetivo de auxiliar o companheiro nessa tarefa. Ao toque sutil, realizado em tais condições – sentado, pés separados, olhos fechados –, com os dedos das mãos unidos e colocados suavemente no plexo braquial, entre trinta e sessenta segundos, podemos observar o desligamento dos músculos antigravitacionais (músculos posteriores ou das costas). O relaxamento começa no calcanhar, fluindo até a cabeça e manifestando-se por um pequeno e delicado tremor, dando início à soltura dos músculos posteriores, num processo agradável de abandono do corpo. O tronco começa a perder o equilíbrio, e a lei da gravidade se faz sentir pela agradável soltura desses músculos posteriores, mais conhecidos como antigravitacionais.

O corpo cai suavemente na direção do chão. Nesse momento, o companheiro auxiliar o recebe em suas mãos para ajudá-lo a deitar-se no chão, evitando possíveis acidentes, garantindo assim o conforto do outro, que mantém sempre os olhos fechados. O relaxamento dos músculos antigravitacionais é muito peculiar, ocorrendo de maneira bastante pessoal. Isso acontece pelo fato de não sermos iguais, assim como nossas reações também não o são. Mas o tempo de desligamento dos músculos antigravitacionais não é muito longo. Por observação, notei que dura entre trinta e sessenta segundos, não mais do que isso.

Os participantes que sentirem necessidade de usar um tempo maior devem ser deixados à vontade, mas esse tempo fica por conta da insegurança que o fato novo pode acarretar para o participante. Após a queda, o companheiro auxiliar coloca os braços do colega ao longo do corpo, para garantir mais conforto a ele. Observa-se então que, inicialmente, um pequeno desequilíbrio respiratório acontece entre a parte abdominal e peitoral, ou barriga e ombros, como um suspiro. Isso logo se acomoda, dando início a uma respiração calma, suave e quase imperceptível. Os participantes devem ser deixados assim, deitados no chão, com os olhos fechados, percebendo sua respiração suave e ritmada. Passados alguns momentos, pede-se a eles que observem o seu ritmo, o ritmo da sua respiração, sem qualquer interferência ou atitude preconcebida a respeito. Pede-se então que percebam o suave movimento que aparece na área das costelas. Elas se alargam para deixar entrar o ar e se estreitam para expulsá-lo. É como se as costelas fossem um fole, que se alarga para a entrada do ar e se espreme para expulsá-lo.

Os participantes auxiliares do exercício são, então, convidados para verificar o acontecimento. Com o máximo de cuidado e **delicadeza**, os auxiliares colocam as mãos nas laterais das costelas dos teleoperadores em exercício, acima da cintura, para verificar o ritmo de cada participante. Isso é importante, pois a verificação do ritmo dos companheiros fortalecerá a ideia de que o ar é usado diferentemente por cada um deles. Feita essa verificação, pede-se aos participantes deitados no chão que se deitem sobre seu lado direito. Os observadores colocam, então, **suavemente** as mãos sobre a lateral esquerda, observando o ritmo e a amplificação do movimento das costelas que, nesse momento, passa a acontecer de modo bem perceptível.

A seguir, pede-se aos participantes que estão deitados no chão que virem sobre a barriga (de barriga para baixo), deixando o rosto de lado para assegurar uma postura mais confortável e evitar que respirem muito pó. Os observadores colocam as mãos sobre as costas dos companheiros em exercício, verificando a amplitude do movimento das costas. A abertura de costelas, na parte posterior, é bem perceptível. O exercício prossegue, e os participantes que estão deitados viram sobre seu lado esquerdo. Novamente, os observadores verificam o acontecido. A percepção é de que houve uma diminuição do movimento. E assim é de fato. Quem respira, no ser humano, é o pulmão. Em sua lateral, a massa pulmonar aumenta, possibilitando maior expansão. Na parte anterior, da frente do corpo, o pulmão divide o espaço torácico com o coração, tendo pouca possibilidade de expansão. Na parte posterior, nas costas do corpo, essa massa fica maior, permitindo bem mais a expansão e, consequentemente, uma boa entrada de ar. Pede-se então aos participantes que estão deitados que se posicionem de barriga para cima (decúbito dorsal). Verifica-se então que a respiração fica quase imperceptível.

O exercício permanece assim por alguns segundos e solicita-se aos participantes deitados que observem com atenção o ritmo respiratório desse momento. Pede-se então que abram os olhos e verifiquem o que ocorre. Os outros participantes acompanham com atenção o que está acontecendo. É visível a constatação da alteração respiratória. A entrada do ar aumenta significativamente; e se perguntarmos aos participantes deitados o que sentem eles darão um depoimento no mínimo interessante: declaram, em sua grande maioria, que sentem falta de ar. Ora, todos podemos verificar que houve um aumento significativo de entrada de ar. Logo, essa sensação de falta de ar não procede – no entanto, ela é muito nítida. Pede-se então aos participantes deitados que fechem novamente os olhos. A verificação, agora, é de uma respiração calma, suave, e, se perguntados, eles darão o seguinte depoimento: não há falta de ar.

É com essa quantidade de ar que o operador de telemarketing deve trabalhar sempre. Abrindo as costelas, na base pulmonar, permitindo que o organismo faça por si o trabalho respiratório, sem nenhuma interferência ou comando externo. Nossas informações sobre respiração são muito confusas. O pulmão é o órgão respirador do ser humano. Trata-se de um fato anatômico e fisiológico. Logo, nada mais justo que deixá-lo funcionar da maneira programada pela natureza, cabendo a nós apenas aproveitar seu ritmo e sua função para o uso da fala. Falar é uma função tão natural quanto qualquer função excretória do organismo. É necessário entendê-la de acordo com a naturalidade com que se apresenta, usando a fala da maneira tão natural e própria do organismo.

Agora, pede-se aos participantes que estão deitados que se espreguicem, ainda de olhos fechados, virem o corpo de lado, abrindo vagarosamente os olhos, e, com a ajuda das mãos, apoiadas contra o solo, levantem o corpo de modo **suave**, bem **lentamente**, passando pela posição sentada antes de se levantar. É sempre bom caminhar um pouco pela sala, para sentir o corpo no pleno processo do ato respiratório.

Logo após, trocam-se os grupos. Os que estavam como auxiliares e observadores passam agora a participantes ativos do exercício. Sentados no chão, pés paralelos e separados levemente, dedos das mãos recolhidos, bem juntos e colocados suavemente sobre a "saboneteira", olhos fechados, aguardando o relaxamento dos músculos antigravitacionais para que o corpo comece a cair até o chão, amparado pelo companheiro. Logo ao chegar ao chão, devem permitir que o corpo permaneça naturalmente abandonado ao contato com o solo, verificando a respiração proposta pelo reflexo respiratório que começa a se manifestar de maneira suave porém significativa.

Os passos propostos pelo exercício devem, então, desenrolar-se: da posição de decúbito dorsal, passa-se à posição lateral direita (ou esquerda, tanto faz), seguindo-se o decúbito ventral e a outra lateral, terminando pela volta ao decúbito dorsal. Todas as etapas devem ser acompanhadas pelos observadores, para que todos tenham a oportunidade de perceber o comportamento natural do corpo em relação ao ato respiratório. É importante que as fases de perceber-se, de olhos fechados e de olhos abertos, com relação à pequena quantidade de ar aspirado e ao aumento significativo da entrada aérea ao abrir os olhos sejam bem observadas. É exatamente esse o exercício que o teleoperador realizará em seu domicílio para reorganizar o ritmo respiratório, observar a proposta do organismo e colocar em prática, no dia-a-dia, esse ritmo orgânico. **As frases do texto da operação de telemarketing, proposto pela empresa, devem ser divididas de acordo com esses períodos.**

Cada organismo tem sua carga aérea, logo, cada teleoperador tem liberdade para dividir o seu texto. Quando a divisão do texto é massificada para toda a equipe, corre-se o perigo de uma comunicação artificial e de pouca credibilidade. O ar pode sobrar para uns e faltar para outros. Obedecendo-se o ritmo respiratório de cada um, o texto adquire mais naturalidade e consequentemente mais verdade.

Nos desenhos que se seguem, podemos acompanhar melhor todas as etapas propostas para a realização do exercício.

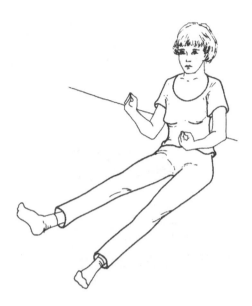

Dedos das mãos unidos e pés separados

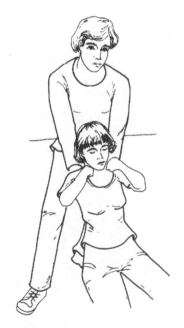

Dedos das mãos unidos na "saboneteira"
e olhos fechados

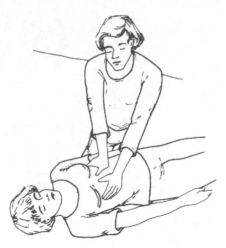

Perceber o trabalho das costelas

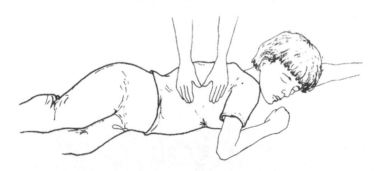

Verificar a expansão das laterais

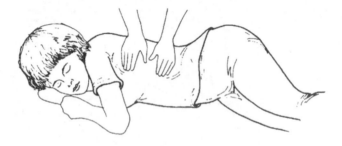

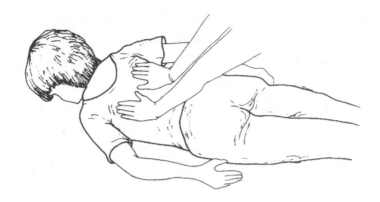

Verificar a expansão das costas

Após essa vivência, os participantes devem colocar-se de pé e, com calma, observar o ato respiratório, percebendo que a rigor "somos respirados" pelo organismo. Durante toda a vida fomos incentivados a consumir muito ar, como se nos empanturrar de gases fosse a única maneira de viver e falar bem. No entanto, não é devido à grande quantidade de ar que falamos melhor. O órgão respirador do ser humano, o pulmão, encontra-se dentro de um complexo orgânico bastante interessante. Já o ato respiratório encontra-se dentro de uma lei da física que pertence ao estudo da pressão e diz assim: "A pressão maior invade a pressão menor".

Vejamos: o ato respiratório estabelece-se entre três pressões diferentes. À pressão atmosférica vamos atribuir um valor X. Encontramos, na caixa torácica, uma pressão menor, ou seja, -X. Na caixa abdominal, encontramos uma pressão maior, +X. A relação entre essas três pressões é a responsável pelo que declarei anteriormente: "somos respirados" pelo organismo.

No movimento orgânico, o alargamento das costelas e o abaixamento do diafragma provocam, na caixa torácica, uma pressão mais negativa ainda, perto de vácuo. O vácuo não existe naturalmente em nosso planeta, logo, "a pressão maior tende a invadir a pressão menor", como diz a física. O ar entra à nossa revelia, daí a expressão "somos respirados".

O nariz não é órgão de sucção do ar; ele é apenas um tubo, com funções específicas de filtrar o ar, aquecê-lo e umectá-lo, mas a sucção fica por conta da pressão negativa que o organismo cria para tal função. Não "empurre" o ar pelo nariz adentro; você não está ajudando em nada seu organismo no ato respiratório. Muito pelo contrário: com a violência do ato, o organismo entra em desequilíbrio, surgindo uma série de manifestações, como o barulho, o elevamento de ombros e as tensões que aparecem como resposta a tal violência.

O barulho respiratório é um terror para o profissional em telefonia. É um ruído na comunicação entre teleoperador e cliente que pode causar equívocos na transmissão da mensagem, além de ser bastante deselegante.

Veja no desenho da página 53 como a diferença de pressão acontece. Em nossa observação, percebemos que as costelas se abrem, permitindo que o ar seja aspirado pelo organismo. Vamos falar apenas de costelas, uma vez que o diafragma – que é um grande músculo, também responsável pela respiração – tem um trabalho todo automático, sendo impossível qualquer tipo de controle pela nossa vontade. Já as costelas podem nos obedecer melhor, e, se observarmos com atenção, perceberemos nitidamente que são a lateral e as costas que nos oferecem um conforto maior no ato respiratório. Quando alargamos as costelas, o ar entra naturalmente para abastecer o organismo. Isso causa um bem-estar muito grande. O operador de telemarketing precisa ter um comando de defesa: ante qualquer problema, "AR-

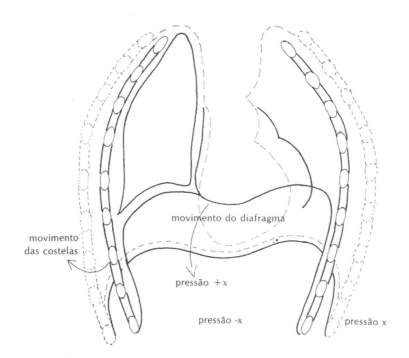

REGANHE AS COSTELAS" e, com calma, resolva o que quer que tenha de ser resolvido.

O reflexo respiratório é de suma importância na rotina pessoal de cada teleoperador, antes de adormecer. À noite, como última tarefa do dia, recomenda-se realizar o reflexo respiratório: ele nos dá oportunidade ímpar de relaxamento, permitindo que o sono aconteça de maneira pacífica e promovendo o descanso de cada dia de trabalho, o que é muito bom. Quando não relaxamos durante o ato de dormir, acordamos com aquela sensação de que um trator passou por cima de nós durante a noite. Criamos uma sociedade tão complicada, que nos deixa tão tensos, que não é sempre que conseguimos o relaxamento necessário para conciliar o sono. O reflexo respiratório nos ajuda bastante nessa tarefa, mesmo porque o sono é fundamental para a recuperação do falante profissional; não apenas o sono, mas também o repouso são os grandes responsáveis pela organização da voz do falante. Isso não se pode esquecer: horas-sono-repouso.

 Lidar com o público é um ato criativo. O operador de telemarketing conta apenas com sua criatividade sonora, sua voz e sua fala. É com estes dois elementos que ele mantém seu cliente atento, ativo e participante. Usando uma respiração inaudível, com a ajuda do "arreganha costelas", consegue uma fala calma e um ritmo de atendimento elegante. Importante não esquecer: o atendimento em telemarketing é sempre elegante.

 Com esses cuidados, o contato com o cliente pode ser muito mais eficiente, melhorando a imagem do conjunto empresarial em que se está trabalhando. Um tratamento elegante quebra qualquer barreira que o cliente possa ter para com a empresa ou seus produtos. Jamais esqueça a lei magna do comércio: "O cliente tem sempre razão". Embora nem sempre isso seja verdade, assim é – uma vez que o cliente sustenta a empresa e consequentemente o nosso salário.

 Driblar o cliente difícil, tornando-o um amigo da empresa, é uma das façanhas criativas do operador de telemarketing. Ser criativo é um dos maiores desafios do teleoperador – sem esquecer, é claro, de "arreganhar as costelas" para uma respiração inaudível, uma fala calma, uma voz ritmada e elegante.

A LINGUAGEM FALADA

Convence mais quem fala melhor

 Como já deve ter ficado claro, há todo um cuidado a ser tomado com a linguagem. Ela está sempre ligada ao poder. Isso nos remete a um cuidado muito específico e, no mínimo, delicado. O funcionário que mostre acintosas mutilações na linguagem não deve ser convidado para o cargo de operador de telemarketing. A condição primeira para exercer tal função é ter fluência da língua nativa. Ou seja, falar corretamente o português. Os vícios de linguagem são insuportáveis. Os modismos são de uma pobreza sonora a toda prova, depondo contra a credibilidade da empresa. O telemarketing atende pessoas um pouco acima da média, uma vez que envolve dinheiro, aplicações, serviços, compras. Não são pessoas que se deixam envolver por qualquer "nós vai", "nós foi". A linguagem necessita ser usada de maneira impecável, clara e naturalmente correta.

Uma vez que a linguagem está ligada intimamente ao sistema de poder, a melhor maneira de utilizá-la, no atendimento de telemarketing, é realizar um misto dos poderes envolvidos. O poder dos meios de comunicações está, no momento, no Rio de Janeiro, mas o poder financeiro está em São Paulo. Um "misto" bem arrumadinho dos dois é o que se recomenda, eliminando toda e qualquer tendência ao uso do sotaque ou regionalismo pesado. Um leve toque do uso regional, uma lembrança sonora da região de origem, nada depõe contra o teleoperador, até dá certo charme. O maior problema que posso apontar são os regionalismos fechados, quase impenetráveis, principalmente quando acompanhados por termos locais, de difícil compreensão para o resto do país. O treinamento tem por obrigação suavizar isso.

Alguns teleoperadores entendem que, para falar ao telefone com os clientes e sair-se bem, devem se especializar em locução de FM, com aquela voz de quem anuncia a *Nona sinfonia* de Beethoven. Recomenda-se que a voz seja o mais natural possível, sem qualquer afetação ou contaminação que soe falsa, pedante ou até ridícula. Certa vez, uma atendente que eu treinava começou a falar como a moça que anuncia as partidas dos voos no aeroporto, transformando o roteiro da empresa num perfeito embarque. Isso não pode acontecer. Quebra a confiança do cliente, que se vê iludido na comunicação com a empresa – afinal, ele não ligou para o aeroporto. O cliente necessita ser atendido de forma natural e, insisto, elegante, mesmo que do outro lado da linha nada possa se categorizar como "elegante".

A linguagem doméstica, com todos os seus vícios, representa o grande inimigo do teleoperador; aquelas coisinhas como: "Olha só"; "Meu amor"; "Vem cá"; "Que nem"; "Não, é o seguinte"; "OK"; "Meu, não dá"; "Viu"; "Alô"; "Cara"; "Oi"; "Ô, meu"; "Né"; "Tá"; "É"; "Tá bom".

As falas são sempre positivas. A negação não existe para o cliente. A empresa pode tudo no mercado a que se propôs entrar; logo, nenhuma resposta do teleoperador começa gratuitamente por "não". O "não", no telemarketing, está unicamente reservado aos assuntos específicos e administrativos da empresa, e não pode ser usado de maneira indiscriminada.

A atenção à língua falada é uma obrigação do profissional e uma constante no dia-a-dia do teleoperador. Observe, ainda hoje, ao voltar para casa, como se fala mal a língua pátria. O desrespeito à nossa língua é um fato contundente e, eu diria, dramático. Mas, como dizia, ainda hoje, ao voltar para casa, ouça o que é dito à sua volta e, principalmente, como é dito. Você vai levar um grande susto. Nada concorda com nada. Você ouvirá verdadeiros absurdos sonoros. No entanto, sempre foram pronunciados, você é que nunca prestou atenção. Procure corrigir MENTALMENTE o que está ouvindo, buscando a forma correta e repetindo-a várias vezes para fixar bem. Caso não consiga resolver o problema, anote para pesquisa posterior. Mas preste atenção, não vá se perder no emaranhado dos abusos – as correções são tantas que você pode se distrair e passar do ponto de chegada.

Recomenda-se aos grupos em treinamento que procurem, em seus guardados do ensino médio, os clássicos brasileiros: Machado de Assis, Júlio Ribeiro etc. Os exemplos de construção das frases, de estilo e de concordâncias verbais com certeza farão muito bem à fala do teleoperador.

A nasalidade excessiva torna-se um agente de ruído entre o teleoperador e o cliente. Você se lembra da proposta da comunicação: (E) é igual a emissor, (R) é igual a receptor e (r) é igual a ruído.

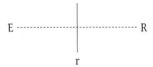

Nossa comunicação com o cliente necessita de limpeza, naturalmente isenta de ruídos, para que possa atingir tal estado de clareza que não deixe nenhuma dúvida sobre a mensagem que se quer enviar ao cliente. Um fato ruidoso é a nasalidade. Quando o véu palatino não está firme, o ar escapa pelo nariz de maneira indiscriminada, causando aquele "fanho" terrível, que confunde todas as palavras. Mas o que é o véu palatino? Você sabe? O céu da boca constitui-se de uma parte óssea e de uma parte muscular.

Se você realizar um pequeno exercício com a mandíbula levemente aberta, pronunciando os sons A/AN, perceberá que o véu palatino faz um movimento delicado de levantamento e abaixamento.

Veja a figura da página 58.

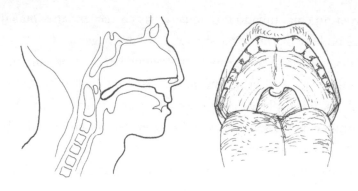

O véu palatino levantado na postura do /A/ (vistas lateral e frontal)

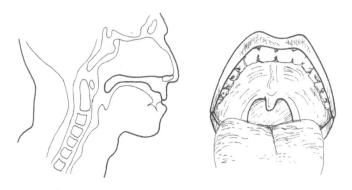

O véu palatino abaixado na postura do /AN/ (vistas lateral e frontal)

Com o véu palatino levantado, você vai emitir as vogais a-e--i-o-u, procurando uma oralidade maior em seu som; para isso, diga as vogais tapando o nariz com os dedos, como na figura da página 59.

Procure fazer o mesmo com as consoantes. Mas lembre-se de que o /M/ e o /N/ são nasais. A maior contaminação que se percebe é nos sons B/D/G/P/Q/T/, sendo que o /D/ vem passando por um momento, no mínimo, delicado: entre outras perturbações, está sendo emitido entre os dentes, deixando aparecer a língua em vez

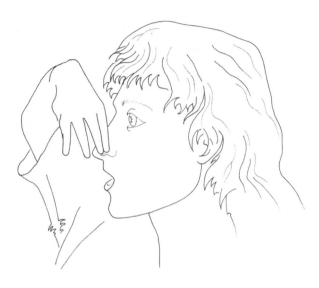

Com o véu palatino levantado e o nariz tapado,
os sons emitidos serão orais

de usar a ponta da língua pressionada contra a papila, como seria o correto – mas isso também acontece com o /T/. As consoantes detêm uma porcentagem alta do poder da fala. Quando um povo perde o poder político, monetário ou qualquer outro, começa a perder suas consoantes. Foi assim na década de 1970. O povo brasileiro perdeu todas as suas consoantes, passou a se comunicar por uma grande quantidade de vogais. Montou-se até uma peça de teatro chamada "O, E, A", na qual, durante duas horas, só se falava O, E, A, havendo uma total compreensão do espetáculo. Afinal, as consoantes estavam totalmente destituídas de poder naquele momento. Foi um longo caminho de reconquista das consoantes, por todas as passeatas das "DI-RE-TAS-JÁ", balbuciando as consoantes perdidas e recuperando o poder perdido. No entanto, se o poder político foi recuperado, ao que tudo indica, não aconteceu o mesmo com o poder monetário.

Tenho observado que o empobrecimento geral do povo, nos dias que correm, pode ser um dos motivos do desequilíbrio apresentado pelas consoantes em nossa sociedade. Encontramos o /D/ sendo substituído pelo /N/. Como? Veja: Estou iNo", no lugar de "Estou inDo". E assim encontramos: comeNo, dizeNo, fazeNo etc. Tenho observado que tal situação aparece nas mais diferentes classes sociais, mas isso não pode acontecer com o comunicador. Faz-se necessário tomar muito cuidado, para que não se torne um elemento de ruído na comunicação com o cliente. Mas as destruições, infelizmente, não param por aí. Há o maldito /x/, introduzido pelo desrespeito à língua pátria e que muitos malefícios vem causando. Há ainda o /i/, intrujão do carioca, que vem grassando por todo o país, e também todas as "gracinhas" televisivas que trabalham com afinco na destruição do poder de fala de uma nação. Se FALAR É PODER, as consoantes são os seus pilares. E ninguém se sustenta em cima do nada. Vamos cuidar das nossas consoantes, enfatizando-as sempre. O poder sonoro do nosso povo merece ser mantido, cuidando com especial carinho da linguagem falada. A "gracinha" que provoca a destruição da linguagem pode trazer em seu bojo a destruição do poder do povo. Artista, honre-nos com uma linguagem bem cuidada e todos nós ficaremos profundamente gratos. Aos artistas e comunicadores pedimos encarecidamente que renunciem aos "ganhos fáceis" pelo uso destrutivo da linguagem.

Temos de cuidar, e com especial carinho, dos ERRES e dos ESSES. Esses dois sons, para uso telefônico, são realizados no mesmo ponto articulatório. Vejamos: vamos usar o /K/ como elemento de aproximação. Quando você diz o som /K/, observe que a posição da língua dentro da boca ocorre da seguinte forma: a ponta da língua fica baixa, bem acomodada no chão da boca, e o dorso fica bem alto (veja a figura a seguir).

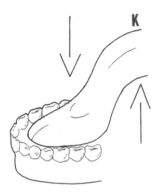

Ponta da língua bem encaixada no chão da
boca e dorso alto, emitindo o som /K/

Essa mesma postura acontece quando você emite o som do /R/ e o som do /S/. Se prestar atenção, ao pronunciar o som /S/ muitas vezes, notará que ele acontece na ponta da língua. Dessa maneira, o vento que se produz ao emitir o som do /S/ vai bem em cima do seu fone. Isso, com certeza, propiciará um ruído, atrapalhando sua comunicação. Se você fizer o som do /S/ no dorso da língua, igual ao que você faz ao produzir o som do /K/, não haverá barulho, uma vez que o vento agora sai de maneira diferente, sem causar ruído, pois não entra em contato com o fone.

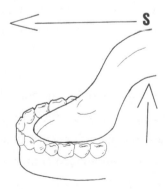

Emitindo-se o /S/ no dorso da língua, o ar sai bem acima do fone, evitando
aquele ruído característico e desagradável

Igualmente, o /R/ deve ser trabalhado nesse mesmo ponto, no dorso da língua, assim como se diz o /J/ em espanhol. Desse modo, não teremos nem ERRES paulistas e nem ERRES cariocas, mas um misto, como agrada a todos.

Outros fonemas que merecem nosso cuidado são /T/, /D/, /L/ e /N/. A língua deve colocar-se de ponta na papila. O que é papila? Vejamos: se você tocar com a língua os dentes de cima e, suavemente, deslizá-la para trás, vai encontrar uma pequena saliência e, logo a seguir, uma ruguinha. Aquele altinho, entre o dente e a ruguinha, é o que se chama papila. E é na papila que /T/, /D/, /L/ e /N/ devem realizar-se. O /L/ e o /N/, geralmente, estão bem colocados e são produzidos de maneira correta. O problema ocorre com o /D/ e o /T/, que, via de regra, ultrapassam a linha de dentes, escapando da papila e dirigindo-se para fora da boca. Quer ver? Diga: "Toda titia tem o seu dia". Observe o que aconteceu com a sua língua. Se ela saiu da papila, nos sons /T/ e /D/, projetando-se para fora, saiba que isso não é correto em português. Para emitir nossos sons, a língua não tem permissão para ultrapassar a linha de dentes. Trabalhe então todos esses sons com as vogais, assim: tatatatata, tetetetete, titititiiti, totototototo e tutututututu. Lalalalalala, lelelelele, lilililili, lolololololo e lulululululu. Nananananana, nenenenene, ninininini, nonononono e nununununu. E dadadadada, dededede, didididi, dodododo e dudududu. Sempre vigiando a ponta da língua na papila

Os encontros consonantais são um verdadeiro problema, por isso necessitam ser igualmente objeto de cuidados, principalmente as trocas mais comuns, tais como: /BR/, /BL/, /PR/, /PL/, /GR/, /GL/, e os demais que o teleoperador sentir dificuldade de pronunciar. Trabalhe sempre em combinação com as vogais: bra bra bra, bre bre bre, bla bla bla etc.

A voz deve ser sempre aquecida no começo do dia. Um bom exercício que você pode fazer durante o banho matinal é este: HUM

HUM HUM HUM. Levando o som para os ossos da cabeça e do peito, alternadamente, faça uma musiquinha para ir aquecendo a voz, principalmente se você inicia logo cedo seu trabalho de operador de telemarketing, para não começar com voz de sono.

Este treinamento da linguagem deve ser ampliado pelo fonoaudiólogo que estiver realizando a consultoria. E pedimos encarecidamente ao setor de RH que, por favor, não coloque qualquer outra pessoa nessa parte do treinamento que não seja um fonoaudiólogo, pois essa medida nos resguardará de graves problemas. Obrigada! E, por falar em favor, cuidado para não sair "pufavô" durante o atendimento.

O roteiro da empresa

Estude bem cada palavra

O roteiro é a apresentação da empresa, com o conteúdo específico de seus negócios e a conclusão do atendimento. A apresentação, ou entrada, é muito importante, mas recomenda-se que seja anunciada de modo natural. Basicamente, o roteiro é composto pelo nome da empresa, pelo setor que está recebendo ou realizando a ligação, pelo nome do teleoperador e por uma rápida saudação. O conteúdo é o ponto nevrálgico do telemarketing da empresa. Isso necessita de muito cuidado para ser bem formulado pelo marketing da empresa, obedecendo aos objetivos e interesses envolvidos em tal empreendimento e, naturalmente, levando em consideração a figura do teleoperador, responsável por transmitir essa mensagem, e o público, é claro, que precisa receber uma mensagem clara e positiva. Recomenda-se escolher bem as palavras, não apenas para a emissão, mas também para a melhor percepção do receptor. O teleoperador precisa ser muito, mas muito bem treinado com relação aos produtos, vantagens, dúvidas etc.

Se o teleoperador não estiver bem convencido do que está apresentando, se ele não for o primeiro comprador – ou, pelo menos, não tiver vontade de comprar –, o roteiro não está bom.

Caso haja palavras difíceis ou de uso restrito, mas convenientes ao roteiro, estas devem ser muito bem treinadas, para que se tornem familiares aos teleoperadores. Enfim, todo cuidado é pouco no uso da comunicação.

A despedida deve ser simpática porém rápida, agradecendo e colocando a empresa à disposição.

Importante: o tratamento sempre será o NÓS. É a empresa que fala por meio do teleoperador. É muito comum o teleoperador assumir a presidência da empresa, dizendo ao cliente que ele resolverá o problema. Quem resolve é sempre a empresa, NÓS. E é bom sempre que se diga o clássico "senhor" e "senhora", sem mais invenções.

Antes de o departamento de marketing da empresa dar por concluído o roteiro, recomenda-se realizar um piloto sonoro do texto, para avaliar melhor o que o cliente vai **ouvir**, a fim de que a comunicação, ou seja, a mensagem a ser transmitida ao cliente consiga os melhores resultados. O cliente não vai **"ler"** a mensagem; ele vai **"ouvir"** a mensagem, e isso não pode deixar de ser muito bem considerado. É um verdadeiro terror **ouvir** alguém **lendo ao telefone** – a desmotivação do ouvinte é imediata. Telemarketing é diálogo, conversa. Recomendam-se, portanto, frases curtas, de alta síntese e alto impacto, sem o blá... blá... Os canais de comunicação não são iguais. A comunicação gráfica e a comunicação sonora não podem ser confundidas. O que causa impacto positivo pelo canal de Gutemberg, a linguagem escrita, pode tornar-se um verdadeiro desastre pelo canal sonoro.

Um piloto sonoro ajuda a denunciar possíveis barreiras de entendimento e inconveniências sonoras da mensagem em questão. O texto, embora escrito, precisa manter as características de uma mensagem falada. Esses cuidados podem evitar problemas para o teleoperador, que, quando mal treinado, dá aquele horrível tom de leitura à mensagem da empresa, deixando o cliente pouco receptivo ao que a empresa tem a dizer. Telemarketing é som. Telefone é conversa.

SABER OUVIR

Ganha mais quem ouve melhor

Um dos grandes mistérios do sucesso no atendimento em telemarketing é saber ouvir. Ouvir é o que realmente interessa no atendimento. É a atenção, a eficiência dirigida para o assunto em pauta. Nada pode ser mais importante do que a fala do cliente. Ali, no saber ouvir, é que se quebram as barreiras do cliente, é que se antecipam esforços para driblar a negativa. É ouvindo que se podem armar estratégias de convencimento. Quem não ouve não sabe o que vai responder. Nada mais crítico para um telemarketing do que o discurso decorado, cristalizado como o de um papagaio, sem condições de argumentação adequada. Esse tipo de treinamento não prevê um cliente ouvinte e muito menos pensante. Saber ouvir é uma maneira inteligente de trabalhar.

Quando o cliente é bem ouvido, o teleoperador cansa-se menos, produzindo bem mais e em menos tempo. O cliente se sente importante, bem atendido, ou melhor, bem ouvido. Se você sabe tudo, com riqueza de detalhes, sobre o produto ou serviço da empresa, ao ouvir bem o cliente poderá ajudar melhor a resolver os problemas dele. Quando não se presta atenção ao que o cliente diz, pode-se passar uma atitude de indiferença, de pouco caso, de desprestígio, e isso não é nada bom para os negócios; afinal, talvez o concorrente possa ouvir com mais atenção, com maior eficiência, e todas as vezes que se perde um cliente perde-se um pouco o nosso emprego.

Anote todas as coisas importantes para aquele cliente, a fim de, se necessário, referir-se a esses assuntos relevantes. Ele vai perceber que você "é todo ouvidos", e essa atenção encanta qualquer cliente. Torna-o único, atribui-lhe importância ímpar. Ele passa a confiar em seu atendimento. Não é "puxar o saco" do cliente, é apenas ouvir com atenção, com elegância. E, depois, não esqueça que o telefone está sujeito a interferências e ruídos; a falta de atenção pode trabalhar contra você. O teleoperador desatento corre o risco de mal-entendidos, muitas vezes difíceis de serem desfeitos. O fato de ter um papel para anotações não quer dizer que você ceda ao impulso de fazer rabiscos: isso é perigoso e, quando você der pela coisa, já "está longe", deixando o cliente falando sozinho – cuidado!

Se o cliente resolver desabafar, ouça, conduzindo-o de maneira delicada para o objetivo principal da ligação, fazendo isso sempre com cuidado, com elegância; além de conquistar um cliente, você pode garantir a fidelidade dele para com a empresa. Tempo é dinheiro, mas às vezes um pouco de paciência pode trazer muito mais dinheiro – um cliente que se sente protegido e amparado torna-se fiel, trazendo sempre seu dinheiro para a empresa. Enfim, a grande arte de ouvir é muito simples: é apenas usar de boas maneiras, manter o bom ânimo e prestar bastante atenção ao que está sendo dito. Use o bom senso, pois só ouvindo muito bem as objeções é que você pode realizar seu plano para derrubá-las. Ouça muito bem o que o cliente tem a dizer, tente perceber o que não é dito, na dúvida ouça a gravação da conversa várias vezes para notar o que está por trás da fala. Libere toda a sua atenção para ouvir. Aprenda a ver pelo ponto de vista do cliente; isso facilita muito o trabalho, afinal, cada cliente é um novo e único exercício de imaginação e criatividade. Fale o que o cliente quer ouvir, dentro da programação prevista pela empresa, atendendo plenamente o motivo único do seu telefonema. Jamais interrompa o raciocínio do cliente: você estará interrompendo o bom andamento e a concretização de um negócio. Deixe o cliente falar "tudo" que o motivou à ligação telefônica, pois só assim você pode decidir como melhor encaminhar esse pedido. Pratique a arte de ouvir. Incentive seu cliente a falar, propondo algumas perguntas abertas sobre o assunto; assim, ele se sentirá mais bem atendido.

É importante reconhecer e superar objeções do cliente até que ele fique plenamente satisfeito. Jamais deixe uma objeção pendente, sem o devido esclarecimento, mesmo que pareça "boba", "ridícula" ou até improcedente. Responda **SEMPRE** a todas as indagações do cliente, ou ele ficará perseguindo essa resposta por todos os ramais da empresa, congestionando-os e acusando a empresa de um atendimento desfavorável.

Aprenda a ouvir seu público para contornar situações difíceis. Quem não sabe ouvir acaba encorajando desavenças inúteis, pouco comerciais. Ouça bem o cliente nervoso, com calma e bom senso, para oferecer razões positivas, vantagens mercadológicas, novos pontos de vista que ele não tenha observado. Concorde de imediato com o cliente nervoso e, paulatinamente, mostre-lhe outras razões interessantes relacionadas com o assunto, até encontrar um ponto de equilíbrio, conduzindo calmamente o raciocínio sobre o acontecido, com o objetivo claro de superar a crise. O cliente não é obrigado a conhecer particularidades do produto que você representa; assim, por favor, encare as objeções ou barreiras como desafios positivos a superar, e não como o fim do mundo; negociar é a nossa arte, faz parte do trabalho, e nem todos os clientes são fáceis. Comece a ser mais positivo, abuse do SIM como seu aliado, use a segurança do conhecimento do produto que você representa, da sua voz serena, abrace o cliente com o som tranquilo da sua palavra. É infalível! Principalmente com uma pitadinha de calma. Não se renda ao mau humor do cliente.

Saber falar

Cada palavra tem a sua importância

Dizer bem as palavras não é suficiente para falar bem. Vejamos algumas recomendações: as consoantes têm prioridade absoluta, cuide bem delas; quanto às vogais, bem, elas sozinhas, sem as consoantes por perto, pouco comunicam. O tom da voz assume uma importância bastante grande. Não se pode falar muito alto nem muito baixo. É preciso manter o conforto auditivo do cliente. Ele não precisa ter essa familiaridade com os termos específicos do produto. Jamais use gírias, jargões ou linguagem chula. Tenha sempre um sinônimo ou uma descrição dos termos técnicos para o cliente pouco familiarizado com a linguagem específica da empresa. Jamais discuta com o cliente, lembre-se de que o CLIENTE SEMPRE TEM RAZÃO, pelo menos até que o convençamos do contrário pela força de nossa boa argumentação. Mesmo que o cliente aumente o tom de voz, mantenha-se calmo e, suavemente, abaixe o seu tom de voz; em alguns instantes, a elegância da comunicação deverá normalizar-se.

Caso o cliente fale muito baixo, diga que a comunicação não está muito boa e que ele deve retornar a ligação, visando proteger a negociação em curso, uma vez que o entendimento não está bom. Em nome da segurança do cliente, a ligação precisa ser retornada para uma melhor comunicação. O atendimento a esses clientes mais tímidos, que falam muito baixinho, problema já detectado pelo trabalho diário, necessita ser repensado pela empresa. Em caso de interesse, recomenda-se visita de funcionário especializado; um contato pessoal pode facilitar os negócios, fortalecendo os laços de confiança. O serviço técnico de telefonia pode trazer contribuições positivas ao problema.

O tom de voz pode ser nosso inimigo e interferir na mensagem que estamos passando ao cliente. A ênfase com que emitimos algumas palavras pode comprometer negativamente nosso discurso. Grave a sua maneira de falar e coloque-se no lugar do cliente. Muitas vezes, sem perceber, falamos de maneira imperativa com ele, ou atropelando seu poder de decisão. Nossa pressa não é a pressa do cliente. Nosso cansaço não pode alcançar o cliente.

Precisamos perceber e controlar nossos filtros. Uma gravação, ouvida atentamente, pode denunciar muitos de nossos "defeitos" de comunicação. Pronuncie claramente todas as palavras, com naturalidade. JAMAIS LEIA SEU ROTEIRO. O roteiro que a empresa manda pelo canal de comunicação de linguagem escrita, ou canal de Gutemberg, deve sofrer alteração para o canal de comunicação da fala. As paradas da linguagem escrita (vírgula, ponto etc.) nem sempre são as melhores para o canal de comunicação da fala.

Entenda que a linguagem escrita é toda feita para impressionar os olhos, englobando seu mecanismo e movimento. A fala atinge outro canal, os ouvidos, que também têm seu mecanismo específico, todo voltado para o som. Pense: som e imagem não são a mesma coisa. Logo, você não pode falar como está escrito. As paradas respiratórias não estão "amarradas" aos sinais de parada da linguagem escrita. Preste bem atenção, a linguagem escrita e a linguagem falada não são realizadas da mesma maneira: uma atinge os olhos e a outra atinge os ouvidos. São canais de comunicação bastante distintos, e não podem ser tratados da mesma maneira.

Ao falar, a pontuação da linguagem escrita perde muito, ou quase totalmente, a sua importância. O importante é dividir o que se fala pelo ritmo respiratório. A frase assume um ritmo e uma divisão para cada falante. Vejamos como é isso: uma respiração pequena, uma leve "arregnhada de costelas", algo miúdo, como se fosse uma roubadinha de ar, pode ser representada por este sinal gráfico (v), um vezinho minúsculo, que não corresponde, de maneira alguma, ao sinal da vírgula.

Uma frase pode ser dividida em várias roubadinhas de ar. Sempre que houver necessidade, deve-se parar para tomar o ar necessário para continuar falando — sem a menor cerimônia e no momento em que isso nos aprouver. Esse procedimento nos livra de embaraços respiratórios, que podem nos levar a um estado de tensão e quase sufoco causado por uma inspiração excessivamente ampla, ou a um final de frase inaudível, por falta de ar, só porque temos de chegar até a vírgula ou o ponto mais próximo para respirar.

Uma frase como "Eu gosto de banana com aveia e mel" pode ser dividida assim: Eu gosto (v) de banana com aveia (v) e mel. Ou assim: Eu gosto de banana (v) com aveia e mel. Ou, ainda: Eu gosto (v) de banana (v) com aveia (v) e mel. Ou de outras formas. Cada pessoa é suficientemente criativa para dizer algo de maneira totalmente nova e sem que essa nova forma prejudique o entendimento que se deseja transmitir, desde que o conteúdo da mensagem esteja bem claro e bem entendido pelo emissor.

A cada movimento de entrada de ar a musicalidade da fala se altera, criando "partituras de fala" muito pessoais e inigualáveis. Vamos chamar de "curva entonacional" o período de uma tomada de ar a outra, ou seja, de um vezinho a outro vezinho. Na tomada de ar, temos estabelecida uma tônica inicial (T), que, passando por uma sensível (S), termina em outra tônica de repouso (T). A sensível acontece, naturalmente, no momento de maior expansão da curva entonacional. Podemos fazer o seguinte desenho:

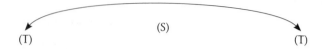

A tônica de chegada é a tônica de saída da próxima emissão, veja:

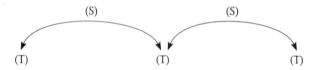

Na frase anterior, teríamos a seguinte divisão:

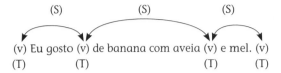

Ou, ainda, outra divisão:

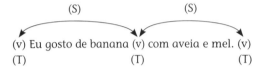

Ou ainda,

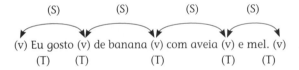

A sensível dá certo tom de pergunta, um som que não se fecha, algo que não se conclui harmoniosamente, fica no ar e de modo nenhum nos leva ao repouso, à calma, à confiabilidade.

O desenho, fica assim:

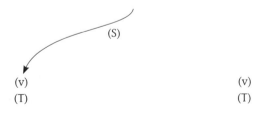

E, nesse caso, não há o retorno à tônica de repouso.

A tônica de repouso é o som que se fecha com segurança, que dá aquela sensação de som redondo, um som agradável, calmante, harmonioso, algo conclusivo, elegantemente seguro, sem aquele horrível tom de pergunta que a sensível deixa transparecer. A tônica final é o som de quem sabe e não deixa dúvidas. A sensível é o som de quem não tem certeza do que está falando, deixa dúvidas, não passa a credibilidade tão desejada na comunicação com o cliente – isso para a fala no Brasil. Obviamente, a sensível em telemarketing é execrável. Ela se torna um problema se o processo sonoro não for completado, atingindo a tônica. Diga "Você está linda" e termine na sensível; verifique se alguém acredita. A sensação é de falsidade. A mensagem da empresa não pode dar essa sensação. Ao final de cada (v), termine na tônica.

Depois de dividir o texto segundo a sua respiração, do seu "arreganha costela", verificando tônicas e sensíveis, você pode realizar uma limpeza sonora de cada pequeno trecho da frase que vai dizer, dentro do seu período respiratório, usando /u/ antes de vogal. Assim, na frase em questão, "Eu gosto de banana com aveia e mel", usando /u/ antes de vogal, ficaria: uEuu guostuo due buanuanua cuom uavueuiva ue muel.

No início, parece muito estranho falar com /u/ antes de vogal, mas logo você se acostuma; mas, por favor, trabalhe com o /u/ antes de vogal somente na sua divisão, na sua respiração, da maneira como você decidiu dizer. O importante é que você limpe o texto que vai ser dito, bloco a bloco, repetindo-os várias vezes, assim: Ueuu guostuo / ueuu guostuo / ueuu guostuo..., até dizer "Eu gosto" de maneira bem fluente, sem nenhum embaraço. Logo em seguida, passe ao próximo bloco a ser limpo e, assim, consecutivamente, até terminar todo o texto. Caso encontre uma palavra com a qual tenha problemas, use a mesma estratégia, repetindo com /u/ antes de vogal. Digamos que a pronúncia da palavra PROBLEMA seja um problema. Trabalhe, então: pruobluemua / pruobluemua, até que a palavra seja falada com a máxima naturalidade e perfeição. Acredito que os problemas serão dissipados.

O tom da sua voz necessita entrar em consonância com uma respiração calma e harmoniosa. Se a respiração se altera, o tom da voz sofre a alteração correspondente, ou seja, se a respiração está tensa, travada, o tom da voz será tenso, apertado, raspado e muito inseguro. Se você abusa da quantidade de ar, absorvendo-o em largas e volumosas inspirações, sua fala pode sair carregada de muito ar, provocando um tom mais rude na voz, algo mais agressivo, passando ao cliente uma zanga desnecessária e criando ruídos desagradáveis à comunicação. Controle bem sua respiração, ou melhor, "arreganhe as costelas" no ritmo do seu organismo, e tudo sairá bem.

Durante uma ligação, não fique no mesmo tom como se você fosse um robô; deixe o som da sua voz variar naturalmente, module a voz, demonstre interesse no que está dizendo, imprimindo à fala uma forma dinâmica, positiva e entusiasta. Envolva-se com o que está falando, mantendo o equilíbrio e a propriedade, é claro. Ouse elevar um pouco o tom da voz para dar ênfase sonora aos benefícios dos produtos, falando às emoções dos clientes; abaixe o tom da voz para tratar dos assuntos mais delicados, que merecem discrição, pactuando com os assuntos mais reservados. Não fale rápido demais nem lento demais; entenda que a sua voz é o enfeite do produto que você está oferecendo. Varie, sim, o ritmo da fala, sem atropelar as palavras como se fosse um zumbido de abelha, o que irrita os ouvidos dos clientes. Ouça sempre muito bem o cliente para poder atendê-lo exatamente no que ele deseja.

Sempre que possível, ouça suas fitas a fim de corrigir-se. Não esqueça que você conta apenas com sua voz e sua fala, no exercício da profissão, para criar uma boa impressão e fazer que o cliente forme imagens mentais positivas sobre sua pessoa, seu produto e principalmente sua empresa. Aprenda a falar *com* o cliente, e não *para* ele.

Se sua voz está em desequilíbrio, tem um tom sem entusiasmo, nada do que você disser será convincente. O tom da voz é o brilho da fala, é o brilho do produto que você representa. Treine a voz e a fala para facilitar seu trabalho; afinal, as melhores vozes são as bem trabalhadas. O treinamento da voz e da fala é de vital importância para sua profissão. Ninguém gosta de ser atendido por uma voz rouca, esquisita, uma fala atrapalhada, descuidada, sem harmonia, cheia de erros de concordância e, principalmente, por um teleoperador mal-humorado: uma figura assim fecha qualquer empresa! Arrume-se muito bem, como se o telefone tivesse câmera e sua imagem aparecesse na tela.

Um sujeito bem arrumado, feliz com sua autoimagem positiva, tem mais disposição, sente-se melhor, fala com mais entusiasmo.

As vozes muito agudas e infantis, assim como as vozes excessivamente graves, não são as melhores para exercer a função de teleoperador. Tenho notado que, quando a voz não é simpática ao ouvido do cliente, ele interrompe a ligação e volta a ligar procurando uma voz mais agradável, mais confiável.

Investimento profissional do teleoperador

O profissional bem preparado vai mais longe

O teleoperador, como qualquer outro profissional, necessita investir, sim, e muito, em seu aprimoramento sonoro, voz e fala, procurando o auxílio de um fonoaudiólogo. Infelizmente, o profissional médio brasileiro não está acostumado a realizar investimentos em sua melhoria profissional, de ordem escolar ou específica. Contenta-se com os cursos que a empresa oferece e, muitas vezes, fica até mesmo aborrecido com eles. O profissional médio brasileiro não se percebe ainda como uma empresa, microempresa, a qual precisa oferecer seus "produtos" e "serviços", que devem ser os melhores do mercado. Tenho observado que, na média, os teleoperadores leem pouco, bem pouco mesmo, sobre a sua área específica: a cada grupo de 20 a 25 teleoperadores que costumo atender por treinamento, apenas dois ou três leem algo sobre marketing, atendimento ou telefonia, ou qualquer coisa da área em questão.

Obviamente, quando esses dois ou três são promovidos à supervisão ou à gerência, os demais ficam pensando em protecionismo – jamais poderiam pensar que o mercado é e será sempre dos que se preparam melhor. Infelizmente, o profissional médio brasileiro não sabe planejar seu orçamento e reservar sempre uma parte dos ganhos para seu crescimento profissional. Gasta uma fortuna em um par de tênis importado, mas é incapaz de comprar um livro técnico que o ajude a entender melhor sua função.

Todos nós somos uma "empresa" e precisamos administrar custos e benefícios com sabedoria. Vejamos: um fumante médio, que gaste uma carteira de cigarros por dia, ao final do mês, juntando-se o preço do isqueiro, tem um gasto médio, em 2008, de cinquenta reais. Se, a esse gasto, juntarmos uma cerveja por dia, aquela do fim do dia, aquela que a publicidade diz que você merece, lá se vão mais uns cinquenta reais. Muito bem, você já pode pagar uma ou duas sessões de terapia fonoaudiológica, ou fazer um curso.

Afinal, fumar e beber não são coisas que se recomendem a um falante profissional; aliás, não são coisas que se recomendem a ninguém. O fumo e o álcool são drogas como qualquer outra; apesar de a lei abraçar umas e colocar o exército na rua por outras, são todas igualmente maléficas. Muito estranho! São todas drogas, e todas fazem mal. Apenas umas são reprimidas pela lei e outras são incentivadas pela mídia, com o consentimento da lei. A propaganda manipula as pessoas, levando-as a agir pela emoção, deixando de lado o raciocínio, o discernimento, o bom senso. A propaganda tende a anular o indivíduo, massificando todos. Procure manter a calma, saiba discernir o que realmente você quer da vida, sem modismos, sem manipulação de massa. Desenvolva suas qualidades, aperfeiçoe-se, crie um método próprio de avanço, atenda com disciplina e com perseverança o seu desejo pessoal de vida. O esforço, o sacrifício, a boa vontade, a luta, é isso que destaca os vencedores. Vença a lei da inércia, vença barreiras com estudo e com trabalho.

Desenvolva uma atitude profissional, leia assuntos correlatos à função, compareça a conferências, faça cursos, participe de palestras, torne-se um especialista no assunto em que você trabalha, na telecomunicação. O sucesso requer investimento. Invista em você. Invista em sua profissão, isso vai dar certo.

Crie uma maneira sua de atender. Isso não quer dizer: "Abandone o roteiro da empresa". ABSOLUTAMENTE NÃO, não é isso que quero dizer. Dentro das normas previstas, do estabelecido, crie o seu jeito pessoal de atender, algo que lhe seja agradável, confortável e que esteja dentro das expectativas da empresa. Atenda o cliente como você gostaria de ser atendido.

A LÍNGUA-PADRÃO

Atenção isso é importante

O último congresso brasileiro de língua falada no teatro, que é a forma mais estética do uso da voz e da fala, ocorreu há muitos anos, em 1956, na cidade de Salvador.[1] Nos anos 1990, tentou-se um novo congresso, mas não foi possível produzir anais. Apesar do tempo, suas normas para a língua falada no teatro são as únicas que temos. É dos Anais do congresso que tiramos algumas regras,

---

[1] BRASIL. Ministério de Educação e Cultura. *Normas para a língua falada no teatro*. Rio de Janeiro, 1958, p. 488.

que ainda estão em uso e que podem nos ajudar a manter o equilíbrio no uso da fala pela telecomunicação. Vejamos: a vogal /O/, quando finaliza uma palavra, transforma-se em som de /U/. Exemplo: a palavra BONITO será pronunciada com som de /U/ em seu final – BONITU –, o que vale só para a fala. A vogal /E/, quando em posição final, assume o som de /I/: a palavra LEITE será pronunciada LEITI.

Essas alterações são sonoras, e não gráficas, e se mantêm caso a palavra seja acrescida de sufixo, deste modo: a palavra INTELIGENTE, pela lei sonora, vira INTELIGENTI; se acrescida do sufixo MENTE, fica INTELIGENTIMENTI, ou seja, o /i/ se mantém. Tudo isso pode parecer muito estranho, no entanto é apenas uma questão de uso. Como já foi dito, mas nunca é demais repetir, a linguagem doméstica não serve para o teleoperador. Para que haja um equilíbrio no uso da palavra, algumas renúncias devem ser feitas, e a linguagem doméstica, popular e, principalmente, o chulo modístico não podem jamais fazer parte da fala cotidiana do telecomunicador.

Ao telefone

Seja continuadamente elegante

Ao assumir o comando de operador de telemarketing dentro de uma empresa, algumas preocupações se fazem presentes. É um trabalho falado; logo, tudo que se relaciona ao ato de fala torna-se de suma importância. Vejamos: a respiração, como já foi dito, é um dos elementos-chave do teleoperador. Uma respiração calma, controlada, ajuda a identificar barreiras, objeções que o cliente possa apresentar ao produto em questão. Um teleoperador apressado, que não tenha calma nem respiração adequada, é um teleoperador sem "radar". Sua percepção, sua sensibilidade, está toda voltada para seu desconforto respiratório e, evidentemente, para o aumento das tensões que ele causa. Os prejuízos desse desconforto alcançarão a empresa como um todo.

Um sujeito calmo, com a respiração equilibrada, encontra argumentos, benefícios e vantagens do produto oferecido com rapidez mental e grande entusiasmo; afinal, encontra-se bem disposto, usufruindo o conforto de uma respiração agradável e calma. A cortesia passa pela respiração calma. Como vamos manter a credibilidade pessoal e da empresa, a confian ça em um produto, se a expressão, a linguagem, a argumentação e o entusiasmo que devem envolvê-lo passam por uma respiração apertada, tensa e desconfortável? Milagres não acontecem. A "máquina humana" também precisa de cuidados especiais, como qualquer outra máquina necessária ao bom funcionamento da empresa. A "máquina humana", dentro da empresa, merece toda atenção e cuidado.

A calma para esclarecer as dúvidas dos clientes e resistir às pressões de mercado – e também às pressões da empresa – está depositada no equilíbrio respiratório. A alteração respiratória pode levar-nos a grandes tensões, diminuindo nossa resistência para o trabalho em questão.

Costumo dizer aos teleoperadores em treinamento que tenham um "grito de guerra" contra qualquer tipo de ataque à calma: "ARREGANHA COSTELAS". É com essa ordem interior que eles podem preservar o equilíbrio respiratório, mantendo assim a calma. Se a respiração está equilibrada, o teleoperador está equilibrado. Quando o teleoperador está calmo, com a respiração tranquila, a comunicação com o cliente está preservada ou, pelo menos, em níveis aceitáveis, e isso é fundamental para manter em alta os negócios e melhorar a imagem que o cliente tem da empresa. É um trabalho que depende do relaxamento.

O relaxamento está intimamente ligado ao ato respiratório; é com a respiração em equilíbrio que se pode reagir às ideias que o cliente apresenta, e não exatamente ao próprio cliente. O operador de telemarketing necessita desenvolver a arte de "garimpar" as ideias que o cliente apresenta, e não as palavras que ele diz. É no mundo das ideias que o cliente é convencido. É um trabalho diretamente ligado ao ouvir. O ouvir passa então a ter uma importância muito grande. Um bom ouvinte – entenda-se, com a respiração bem equilibrada – não se irrita, não se incomoda com qualquer *coisa* que o cliente possa dizer ou com o modo como essa *coisa* é dita. Um dos grandes "mistérios" que envolve o trabalho do operador de telemarketing é saber ouvir. Aprender a ouvir, ouvir tudo, com objetividade, é a chave desse negócio, deixando o cliente falar tudo, conduzindo seu raciocínio com suavidade aos objetivos da empresa. Deve-se ouvir com calma, pois quem melhor ouve é quem realmente conduz a conversa.

Ao contrário do que se pensa, aquele que melhor ouve é o elemento ativo dentro de uma conversa, o que tem oportunidades melhores. É o bom ouvinte que administra a conversa e faz o melhor negócio, principalmente ao telefone. Ouvinte ativo é o que pode conduzir, estimular, objetivar, com suas perguntas bem orientadas, com base no que está ouvindo.

O cliente zangado ou o que se apresenta com grande agressividade pode ser conquistado positivamente se bem ouvido. É ouvindo com calma, com a respiração em equilíbrio e bem relaxada, que podemos fazer perguntas objetivas e sem contaminação emocional, permitindo o bom andamento dos negócios da empresa. É ouvindo que podemos dar um retorno preciso às informações pedidas pelo cliente, é ouvindo que o cliente se sente acolhido nas emoções para com os produtos oferecidos pela empresa, podendo dividir os problemas que o afligem. O ouvinte profissional ouve tudo com muita atenção, principalmente o que não é dito. Ouvir com entusiasmo faz parte da arte de ouvir, que é bem mais simples do que se possa imaginar. A arte de ouvir está ligada à prática das boas maneiras, ao uso constante da boa educação. Quando ouvimos com entusiasmo, agimos também com grande entusiasmo, e o tempo corre sem que se perceba, evitando aquela sensação de que "hoje o relógio marcará as dez da noite sem que dê o horário de saída". Contra esse mal, use o entusiasmo. É infalível.

Caso aconteça uma ligação difícil, aquela que nos deixa à beira de um estresse súbito, é bom parar um pouco após o término da ligação. Vá beber uma água, vá até o lavabo e lave as mãos, alivie-se dos líquidos da bexiga, ande um pouco, se necessário fale do acontecimento com um colega, respire, ou melhor, "arreganhe as costelas", e só então volte ao trabalho. Você pode pensar que tudo isso é bobagem, que você tira de letra cliente sem educação, mas o resíduo de um atendimento negativo não deve contaminar os outros que estão por vir. Os outros clientes não podem e não devem receber essa "ressaca". Pode parecer bobagem, mas quando um atendimento nos tira do sério, nos deixa tremendo, o melhor ainda é parar um pouco. É um trabalho que facilmente cai na rotina.

Um perigo muito grande no trabalho do dia-a-dia é a rotina. A fuga comum é a distração. Resista com todas as suas forças ao impulso da distração. Há momentos em que os atendimentos são tão parecidos e tão repetidos que, realmente, é preciso usar grande imaginação e toda a criatividade para não cair na monotonia e no mecanicismo de um atendimento frio. Lembre-se: cada cliente é um ser único, algo sempre novo, mesmo que... fazendo os mesmos pedidos.

Jamais coma ou beba ou masque chiclete durante o atendimento. Acredite, o cliente ligou para uma empresa, não para uma festa. Evite ruídos respiratórios quando estiver atendendo uma chamada. Evite, se possível, todo e qualquer ruído estranho à conversa. Jamais deixe espaços sonoros vazios durante uma conversa, emita mensagens de apoio positivas, tais como: "sim"; "sim, senhor"; "estou realizando a operação pedida"; "compreendemos"; e coisas tais, que evitem que o cliente possa sentir-se falando sozinho, clamando no deserto.

Sempre responda às perguntas usando o mesmo verbo que o cliente usou. Isso ajuda na aproximação e na objetividade da resposta. Vejamos: o cliente diz "consegue", responda "consigo". O cliente diz "pode", responda "posso". É um trabalho que exige simpatia.

Agora, o mais importante. Ser simpático não é ser engraçado. Evite rir muito; o cliente ligou para uma empresa séria. Fique no sorriso, é o que melhor se adapta ao serviço de telemarketing. A voz é a grande arma de um telecomunicador. A voz necessita ser clara, limpa, bem trabalhada, serena, entusiasta, e, principalmente, transmitir confiança. Não fale nem de maneira rápida e muito menos de maneira lenta, mantenha um ritmo agradável, uma velocidade condizente com o entendimento prazeroso de ouvir e entender.

Perceba: quando você está em desequilíbrio, sua voz também está em desequilíbrio, sem entusiasmo, e nada do que você disser será convincente. Se você está sem vigor, sua voz não conseguirá vender nada, nem linguiça para um cachorro faminto. A voz é a vida, o brilho da palavra. Acostume-se a deixar seus problemas pessoais em casa, jamais os leve para a empresa. Motive-se, aqueça-se, faça o possível para que sua voz não negue tudo que você fala. Tente ser agradável com os zangados, os apressados, os donos do mundo, da verdade e todos esses tipos de clientes maravilhosos e excelentes para o treinamento da paciência, da serenidade da voz e da fala, e, principalmente, da calma. "Arreganhe as costelas" e enfrente essas feras com as armas da calma, da simpatia, sendo britanicamente gentil e educado. É uma forma infalível para não se contaminar com sentimentos tão ferozes. Afinal, do outro lado da linha, só existe um ser humano, na maioria das vezes extremamente carente – não tenha medo.

O problema do "alô"... Não diga, vale repetir, não diga nunca "alô". É um termo impessoal e sem qualquer informação. O uso telefônico, na área empresarial, é de grande objetividade, em que todas as palavras são importantes e de alto conteúdo de comunicação. Qual é o conteúdo de um "alô"? O que um "alô" esclarece? Não diga "alô", ele nada diz.

A fala é seu grande poder. Quanto melhor você se expressar, sabendo escolher bem seu vocabulário, excluindo jargões, linguagem excessivamente técnica ou chula de seu repertório pessoal, mais você prenderá a atenção do cliente. A maneira como se pronunciam as palavras, evitando engolir seu início, meio, fim ou até mesmo palavras inteiras, é que faz diferença. Fala nítida, clara, bem pronunciada, sem nenhuma omissão.

O português falado no Brasil sofre algumas variações regionais. Tome cuidado com os pequenos desequilíbrios da linguagem, para que o entendimento não seja prejudicado. O telecomunicador envia sua mensagem com o mais perfeito rigor, mas sempre com um pouquinho de bom humor e uma pitadinha de charme.

Leia bastante, a leitura aumenta muito a capacidade de expressão verbal. Quando encontrar uma palavra desconhecida, vá ao dicionário, verifique seu significado, isso decerto aumentará seu vocabulário. Leia os clássicos brasileiros, Machado de Assis, Júlio Ribeiro e outros; ou os portugueses, como Eça de Queiroz; mas leia, leia muito. Leia também os assuntos pertinentes ao seu trabalho, à sua função. Seja um profissional bem informado, você está em constante comunicação com todo tipo de pessoa; é necessário que você conheça um pouco de tudo, mas, com certeza, você jamais usará gírias ou modismos de comunicação.

Procure falar sempre com clareza, fluentemente, sem atropelos, com voz agradável, fácil de ouvir, nem muito alta, nem muito baixa, com a respiração calma, articulando naturalmente as palavras, respeitando cada palavra, cada frase, na íntegra, sem a menor mutilação sonora, realizando uma comunicação serena e ritmada, como se não houvesse um roteiro decorado, como se as palavras fossem suas, "brotadas" da sua espontaneidade.

Sempre que puder, grave seus atendimentos, para ouvi-los em momentos de calma, prestando atenção ao que está emitindo e a como isso está sendo feito. Anote todas as coisas que considerar negativas, que prejudiquem sua comunicação com os clientes, e tente melhorar o máximo que puder. Invista em sua profissão.

Jamais leia o roteiro; isso é terrível, parece um computador falando. Se a empresa optou por contratar um ser humano, é porque deseja que seus clientes *conversem* com a parte humana da empresa; caso contrário, colocaria uma gravação. Logo, trate de decorar muito bem o texto da empresa, trabalhando-o à sua maneira, buscando a maior naturalidade no falar, como se o roteiro da empresa fosse uma criação sua, como se cada palavra "brotasse" do seu mais íntimo ser.

Evite a palavra "problema": as empresas não têm problemas, elas vivem situações, experiências, mal-entendidos. A empresa tem soluções, ela resolve todos os problemas ligados à sua competência de mercado. Torne sempre eficiente o contato com o cliente, jamais questionando a integridade dele. Cliente não mente, ele é apenas um pouco esquecido. Cliente não faz trapaça, ele é apenas um pouco confuso. Cliente não fica nervoso, ele está apenas pressionado pelos inúmeros compromissos pessoais...

Quando a palavra "não" se faz necessária, deve ser usada com seu sentido pleno de negação absoluta e sem a menor condição de negociação. Logo, não abuse do "não" ou, quando ele se fizer necessário, terá perdido totalmente sua força. O negativismo é extremamente contagioso, predispondo o cliente a uma atitude também negativa. Mesmo nos momentos mais delicados, use e abuse das formas positivas. É importante que suas palavras transmitam luz, como se dentro de você houvesse um sol irradiando sua claridade e sua paz para todos e transformando qualquer entrada de energia negativa em bem-estar.

As experiências negativas dos clientes serão sempre ouvidas, mesmo que não sejam do seu setor. Anote os dados com toda a gentileza. Esclareça que ali não é o setor adequado, mas que você está anotando tudo e que o mal-entendido será encaminhado ao setor competente com toda a brevidade; aproveite, então, e diga o telefone correto do setor responsável e, se possível, o nome da pessoa a quem se dirigir para solucionar o problema. O cliente deseja ser ouvido, acatado e respeitado em seus direitos. Um cliente insatisfeito porém "bem ouvido" pode tornar-se um fiel usuário da empresa e capitalizar novos clientes por seu depoimento positivo. Não podemos desprezar a propaganda de referência, o famoso "boca-a-boca". A firmeza com que o cliente defende um produto é a voz, a fala, o poder do convencimento, e esse poder não pode jamais ser desprezado. Se fala é igual a poder, vamos então cuidar para que o cliente fale e fale muito bem da empresa. Essa publicidade custa pouco e tem um retorno seguro.

Pode parecer estranho, mas o falante profissional necessita cuidar com atenção de sua maneira de se vestir e de se calçar. Estranho? Num treinamento de RDB de um grande banco, percebi que os operadores se queixavam de muita dor de cabeça e enjoo e consumiam muitos analgésicos. Propus-me a investigar o caso. O RDB está ligado à Bolsa de Valores por uma rede de telefones, computadores e pessoas. Comecei a perceber que, ao menor sinal de queda da Bolsa de Valores, os operadores começavam a manifestar os sinais de mal-estar. A agitada energia da Bolsa de Valores vinha como um verdadeiro raio pelo fone de ouvido do operador, trazendo consigo os sinais de dor e desconforto. Começamos, em comum acordo, a eliminar os elementos bloqueadores da energia invasora. Tiramos os sapatos, em sua grande maioria tênis. O alívio foi imediato. A pesquisa começou a interessar a todos, mesmo aos mais céticos, e fomos eliminando o uso de tecidos sintéticos, principalmente nas regiões mais próximas do corpo. Devido ao sucesso da operação, a gerência mandou arrancar o carpete, substituindo-o por madeira, e por aí foi...

Preste atenção: o planeta Terra, onde vivemos, é um grande eletromagneto, e todos os seres vivos do planeta produzem eletricidade e magnetismo. O falante profissional produz muitos tipos de energia, entre elas a energia sonora. O falante gera um alto potencial de eletricidade e magnetismo. O calçado e as roupas do falante profissional, na medida do possível, devem ser de materiais permeáveis, ou seja, bons condutores de eletricidade e de magnetismo. Qualquer material isolante dessas energias pode causar problemas, no mínimo, estranhos. Roupas de fibras naturais, de preferência folgadas, para que o trânsito energético aconteça. A energia pélvica é a energia de trabalho do falante profissional, cria e plasma todo o complexo de voz, fala e comunicação, mantendo, portanto, trânsito livre, para ajudar nosso trabalho de falantes.

Os sapatos solados com couro, apesar de mais caros, são mais indicados, nada de solas isolantes de energia, como a borracha ou o plástico. O uso do "amado tênis" é totalmente desaconselhável ao falante profissional. Por sua estrutura, ele é um grande isolante, deixando o falante acumulado de energia. Não é raro os teleoperadores tomarem choques entre si ou ao segurarem um objeto de metal. Tenho observado também o aumento de tensão, de irritabilidade e, o que é pior, o aumento de agressividade nos falantes profissionais que usam o tênis como calçado cotidiano.

A todos recomendamos que comecem a planejar melhor seu guarda-roupa, incluindo roupas e calçados que sejam bons condutores de energia, e assim teremos um atendimento sem choques ou descargas elétricas – afinal, os clientes podem não gostar dessa modalidade "chocante" de atendimento.

Isso me faz lembrar um trecho do livro *Da Colônia ao Império: um Brasil para inglês ver...*, de Miguel Paiva e Lilia Moritz Schwarcz (p. 38):

> Os ingleses exportam para cá grande quantidade de mercadorias acima de nossa capacidade de absorção. Para cá vem todo tipo de produto, desde artigos próprios para nosso mercado, até produtos absolutamente impróprios e de uso aqui desconhecido, como: patins do gelo, espartilhos de senhoras, instrumentos de matemática, carteiras porta-notas (numa terra onde inexiste o papel-moeda e onde os homens nem sequer carregam dinheiro, em virtude do peso das moedas, deixando ao cargo dos escravos carregá-las).

Há artigos importados hoje que muito nos lembram os tempos coloniais: são mercadorias totalmente impróprias para a nossa realidade. Isso me lembra nosso querido tênis, tão impróprio a um país tropical. Mas o que fazer se as pessoas se encantam com o colonialismo da atualidade?

Monitoração

Atividade continuada do supervisor

A monitoração é a prática de acompanhamento de um atendimento telefônico pela supervisão, com ou sem o conhecimento do teleoperador. É uma conduta frequente, tanto no treinamento como no cotidiano das operações. Permite um controle de qualidade da comunicação entre a empresa e o cliente, suprindo, corrigindo ou orientando qualquer necessidade dessa relação.

A monitoração é sempre uma ferramenta valiosa no treinamento, em que os desequilíbrios da comunicação entre a empresa e seu cliente podem ser observados e posteriormente sanados, evitando ou eliminando a fixação de equívocos. A monitoração do profissional durante o trabalho é também extremamente necessária para verificar o do bom andamento das operações, mantendo o controle de qualidade em relação ao cliente. É uma verificação interna que possibilita listar os possíveis vícios durante o atendimento como um todo. Qualquer deslize deve ser anotado, ou gravado, e apresentado ao teleoperador para reparo pessoal ou coletivo, se assim for necessário. Esses cuidados mantêm o equilíbrio das premissas de atendimento da empresa. No entanto, quando a quantidade de deslizes verificados é significativa, é necessária uma urgente reciclagem dos teleoperadores, para que se retome o nível de atendimento previsto pela empresa.

SIMULAÇÃO

A coroação de um bom treinamento

A simulação faz parte do treinamento do operador de telemarketing, usando com desembaraço o texto previsto pela empresa, numa situação simulada o mais próximo possível do real.

O mais comum é que se divida o grupo em treinamento em dois subgrupos, enquanto um assume o papel de teleoperador, o outro se passa por cliente, havendo a troca logo a seguir.

Essa simulação de casos hipotéticos ou retirados do próprio treinamento com os teleoperadores mais antigos assume um valor inestimável no treinamento dos teleoperadores. Devem-se respeitar todos os estágios previstos para o treinamento, encorajando o teleoperador a buscar a realização profissional, superando-se positivamente a cada dia. Obviamente, a simulação faz parte da última etapa do treinamento, quando o teleoperador adquire um total entendimento dos produtos ou serviços, suas partes relevantes, seus prós e contras, as melhores estratégias de defesa etc., e isso sem a menor hesitação.

Antes da simulação com aparelhos, é conveniente que se passe por uma encenação teatral, ou treinamento de papéis. O diálogo treinado frente a frente ajuda muito na busca e no pinçamento de pontos básicos da comercialização dos produtos ou serviços. Essa teatralização favorece o desembaraço, o improviso, o exercício da imaginação, a busca do controle da situação, promovendo não apenas a desinibição e a autoconfiança, mas tornando inesquecíveis conceitos básicos de interesse empresarial. O "brincar", principalmente rir, ainda é de grande auxílio na fixação de conceitos, torna mais leves algumas situações difíceis, o que é muito bom quando se quer deixar claros alguns conceitos imprescindíveis.

Esse trabalho será conduzido por um psicodramatista pedagógico, pois a técnica exige um profundo conhecimento do aplicador. O setor de RH pode preparar um de seus membros para assumir tal função, encaminhando-o a um curso de Psicodrama Pedagógico. O treinamento de papéis tem um resultado extraordinário quando realizado antes de os teleoperadores assumirem seus postos ao telefone, para a simulação. O psicodrama pedagógico estrutura a confiança dos teleoperadores, tornando-os mais seguros para lidar com a tarefa a ser desempenhada. Toda a simulação deve ser gravada e ouvida logo a seguir. Essa audição pode ser individual ou coletiva. Somos favoráveis às duas formas. O teleoperador necessita ouvir-se com ouvido crítico, para que seu atendimento melhore – o que pode ser feito em casa ou em um local mais reservado. O ideal é que todos ouçam o atendimento de todos.

Os equívocos cometidos pelo grupo servem de reforço coletivo, aprimorando o atendimento como um todo. Ouvir as fitas é uma atividade preciosa e deve ser acompanhada, sempre que possível, por toda a equipe de treinamento. Isso serve para um ajuste positivo de tudo que foi visto e para entrelaçar as áreas estudadas em separado e que agora são analisadas de maneira conjunta, num único momento, o tão esperado atendimento. Quanto maior o número de dúvidas eliminadas nessa atividade, maiores são as possibilidades da equipe em treinamento. Defendo essa audição coletiva de fitas porque todos juntos temos uma participação muito mais efetiva, e sempre vem à tona uma *coisinha* ou outra, que passou despercebida no treinamento, exigindo reparo, uma melhor explicação – e isso é ótimo.

Um momento bastante delicado da simulação ocorre quando o teleoperador ouve a própria voz. Muitos jamais prestaram a devida atenção ao retorno de sua voz gravada, e o impacto de ouvi-la na gravação pode ser grande, podendo haver uma rejeição pelo som que se ouve. Nossa voz gravada sempre nos é desagradável, e isso acontece por um motivo muito simples: quando falamos, ouvimo-nos por duas vias de comunicação. Pela via aérea, a voz é produzida e retorna ao ouvido, enquanto, simultaneamente, a vibração óssea acontecida no ato da fala acompanha a vibração aérea. É como se nos ouvíssemos em estéreo. O gravador não consegue captar a vibração óssea, logo, o que ele nos devolve é apenas a via aérea de nossa produção sonora. É esse o som que ouvem todas as pessoas com quem falamos. Para nós, parece muito estranho, afinal está faltando alguma coisa, algo que o gravador não consegue captar. O teleoperador acaba se acostumando com esse som "estranho" – e de forma alguma deve permitir que tal som seja motivo de perturbação ao seu estudo e aprimoramento.

Reciclagem

O segredo do sucesso

Uma das causas mais frequentes da deterioração de um atendimento por telefone está, inegavelmente, na falta de um investimento humano de boa qualidade. Algumas empresas gastam verdadeiras fortunas na compra de equipamentos de última geração e outra fortuna na manutenção desta aparelhagem e, quando chega a vez do ser humano, resolvem fazer contenção de despesas. O treinamento dos teleoperadores é relegado ao "mínimo dos mínimos". As informações são passadas de maneira rápida. O treinamento e a simulação, mais rápidos ainda. E o toque final: arruma-se um supervisor com cara de carrasco, ameaçando todo e qualquer teleoperador que sair da "linha" com o mercado ou, melhor, com o desemprego. Parece absurdo, no entanto algumas empresas trabalham assim.

O treinamento feito às pressas deteriora-se em pouco tempo. Não porque os teleoperadores queimaram, mas porque é assim mesmo. O ser humano tem dificuldades em assumir novas coisas, novos hábitos. Ele se torna resistente e, se as condições de pressão psicológica são altas, a resistência só tende a aumentar. O treinamento, a rigor, não pode parar nunca. Após o primeiro, ele passa a se chamar reciclagem, e é um gasto operacional da empresa tão necessário quanto a manutenção dos aparelhos ou sua substituição.

O teleoperador é um trabalhador que sofre alto desgaste emocional e precisa de um respaldo da empresa coerente com sua profissão. O telemarketing é muito recente no Brasil. Iniciou-se por volta de 1970. Foi na década de 1980 que a Telesp lançou o curso "Sistema de vendas por telefone", com um manual intitulado *Te-*

lefone, poderosa arma de venda; a partir daí, as empresas começaram a despertar para essa forma de conduzir os negócios.

No final dos anos 1970, Credicard e Editora Abril adotaram o telefone como veículo de comercialização de seus produtos. Foi só em 1987 que surgiu a Associação Brasileira de Telemarketing, que vem registrando o aumento das atividades no setor – cuja explosão ocorreu na década de 1990 – de maneira bem ampla. Hoje nem se pode imaginar o planeta sem essa atividade. No entanto, as coisas ainda acontecem de modo lento. Muitas empresas fazem apenas o treinamento sobre os produtos comercializados e esquecem de preparar o teleoperador. Pecam por omissão. Deixam de avisar, de prevenir o teleoperador para os problemas de saúde que o exercício da profissão acarreta.

Providenciam, quando muito, um carnê-saúde, e se ele ficar impossibilitado de exercer a função para a qual foi contratado, o assunto vai direto para a seção de pessoal e o problema acaba. Isso é lamentável. Algumas empresas só chamam o fonoaudiólogo para consertar os "estragos" que a profissão promove, o que continua sendo lamentável, uma vez que não há como consertar alguns "estragos". Outras empresas já conseguem ver o problema com maior abrangência e agem preventivamente, convocando a participação do fonoaudiólogo para o setor de treinamento, o que é um grande avanço. Essa medida dá oportunidade de instrumentalizar o teleoperador com relação às maneiras possíveis para manter-se saudável, no pleno exercício de sua profissão. No entanto, esse cuidado preventivo, que algumas empresas já oferecem a seus funcionários, ainda não é suficiente. Por tratar-se de profissão derivada da antiga "telefonista" e que, em função do avanço tecnológico, exige hábitos bem específicos, que entram em choque com os hábitos da população como um todo. Os conceitos preventivos acabam sofrendo uma acomodação aos hábitos mais comuns e populares. Toda informação passada no momento do treinamento, se não houver reciclagem, em pouco tempo perde sua eficácia e em menos de um ano é totalmente esquecida, deixando o teleoperador desprotegido com relação à manutenção de sua saúde.

A reciclagem, pelo menos anual, das equipes de teleoperadores é o que se entende no momento como equilibrador do setor de atendimento em telemarketing.

Robert J. McHatton, em seu livro *Telemarketing total* (p. 278), diz que "a Sotreq S.A. dedica quase trezentas horas de treinamento à formação de seus representantes de vendas por telefone, ao longo de quatro meses, uma parte dele realizado na fábrica da Caterpillar, em São Paulo". Mesmo essas empresas, que investem num treinamento de boa qualidade, necessitam de reciclagem. Posso assegurar que, em torno de um ano, um treinamento, por melhor e mais bem cuidado que seja, precisa sempre de reforço para se manter eficiente. Caso contrário, deteriora.

A necessidade de reciclagem ampla em todos os setores previstos desde o projeto inicial de um telemarketing é um fato. Não há como fugir disso se realmente for desejo da empresa manter teleoperadores atuantes, saudáveis e constantemente interessados no trabalho que realizam. As ameaças não realizam mais milagres. O mundo mudou muito, e o regime de escravidão não é mais aceitável. O rendimento de um funcionário está diretamente ligado aos benefícios que recebe. Um funcionário ameaçado por um gerente que só deseja mostrar serviço à direção da empresa não pode ter bom rendimento. Seu bom humor faz parte do negócio. É importante que o empresário monitore continuamente seus gerentes e avalie com cautela os pequenos poderes destes. Um teleoperador acuado, desrespeitado, pode ser o primeiro inimigo da empresa.

O treinamento de um gerente ou supervisor carece de planejamento teórico e humano, principalmente no que concerne à manutenção da calma no ambiente de trabalho. A calma é um ponto fundamental no bom andamento do setor. Um gerente ou supervisor que se desequilibra com facilidade sob as pressões do trabalho, que se mostra agressivo, de mau humor, excessivamente autoritário ou inatingível perde toda sua função dentro de um telemarketing. Acredito que tenha grandes dificuldades em manter o ambiente de trabalho sereno, saudável e, o mais importante, produtivo.

Só um gerente e um supervisor tranquilos, seguros, serenos, equilibradamente humanos é que podem ajudar, orientar e resolver positivamente a demanda. Como um teleoperador pode ter coragem para contar suas inseguranças, seus pequenos problemas, tirar suas dúvidas em campo tão hostil? Talvez seja aquele tipo de atendimento em que ninguém tem dúvidas, mas, com certeza, tudo acontece de errado.

O sorriso do gerente é o sorriso do cliente. Esse sorriso precisa necessariamente passar por uma respiração tranquila, bem exercitada, bem... gerente também *"arreganha costelas"*.

Como vamos exigir dos teleoperadores que falem claro, com calma e naturalidade, mantendo a elegância, a desenvoltura e o entusiasmo, se a presença do gerente gera justamente o contrário: opressão, timidez, medo... A atitude do gerente é fundamental em uma estrutura de telemarketing, exige, no mínimo, um sujeito de bom senso, nem tão liberal que leve o setor de atendimento a virar uma bagunça e nem tão exageradamente autoritário que iniba o trabalho e a criatividade dos teleoperadores.

Ser gerente não é brincadeira. É um exercício contínuo de autoaprimoramento técnico e humano. Gerente não tem dor de cabeça, não fica nervoso, sente fome só quando pode, sai quando é possível, não é dado a ter indisposições, não tem problemas de ordem pessoal, de dinheiro ou de família. Enfim, é um sujeito bem disposto, compreensivo, sempre risonho, de bem com a vida, inteiramente aberto ao bom andamento do serviço e um grande **ouvinte**. Sua maior função é ouvidor. É a figura do ouvidor que pode evitar ou contornar problemas: é efetivamente um sujeito disposto, disponível e "*todo ouvidos*". Sem acesso fácil à gerência, um teleoperador não pode se sentir realmente parte da empresa.

Os teleoperadores precisam de encorajamento constante para desenvolver um bom relacionamento com a clientela, e essa coragem emana dos supervisores e gerentes. Esse entendimento evita muitos problemas e facilita bastante o bom andamento de um telemarketing: afinal, é o teleoperador que tem mais contato com os clientes, tornando-se um elo muito importante entre a empresa e seus lucros.

Um outro setor, o de recursos humanos, parece-me também de vital importância, e o percebo sempre bastante pressionado pela necessidade de ganhos imediatos da empresa, reduzindo drasticamente o tempo de treinamento e da reciclagem, quando esta existe. A economia que a empresa pretende fazer, ao reduzir o tempo do treinamento ou evitando as reciclagens tão necessárias, alegando a famosa "contenção de despesas", acaba não acontecendo. O teleoperador mal treinado e muito mal reciclado tira, por sua conta, um número muito grande de dias de folga por motivo de doença, por esgotamento, por problemas ligados à fonação e à técnica vocal, ou a falta desta. Na prática, tenho percebido que os teleoperadores constantemente reciclados são os que menos perdem dias de trabalho pelos motivos antes apresentados. Ao contrário do que parece, parar um grupo operacional por um ou dois dias (em revezamento, é claro), para realizar uma reciclagem, pode sair bem mais barato no todo, do que os dias que o teleoperador tira por conta própria. Manter o teleoperador bem reciclado é, com certeza, uma vantagem para a empresa em todos os sentidos.

CONCLUSÃO

Cada momento da humanidade exige adaptação, criação, renovação e avanço. Novas necessidades surgem demandando novas profissões também.

O teleoperador é uma das novas atividades profissionais das últimas décadas e, ao que tudo indica, deve permanecer em alta durante muito tempo. No entanto, não é uma atividade simples como possa parecer, mas uma profissão que exige rapidez de raciocínio, atenção, criatividade, simpatia e muita, muita paciência e relaxamento.

O pensamento pode ser nosso grande aliado no domínio de tantos requisitos que a profissão de teleoperador exige, mas isso depende da disciplina pessoal para conseguir manter o pensamento em equilíbrio e em calma.

A respiração assume grande importância no exercício profissional dos teleoperadores, principalmente na manutenção da calma. Sei que não é nada fácil a mudança de hábitos pessoais, mas podemos ajudar com o pensamento programado para tal ajuda, com um pouco de disciplina e, naturalmente, com uma pitadinha de boa vontade. Aproveite todas as oportunidades para treinar a respiração, o "arreganha costelas", mas primeiro PENSE e só então realize: como é mesmo que se faz? Perpasse todo o movimento respiratório com o pensamento e logo a seguir realize o "arreganha costelas", percebendo com atenção cada etapa do processo respiratório.

Se você sempre usar a disciplina de PRIMEIRO PENSA E DEPOIS FAZ, em pouco tempo a dinâmica respiratória estará instalada definitiva e naturalmente em sua vida. Mas, para isso, aproveite todas as oportunidades. QUAIS? Vejamos: o trajeto de casa-trabalho-casa, assistindo a TV ou cinema, lendo um livro, na fila ou em qualquer tipo de espera, e em tantas outras oportunidades. PENSE – você vai descobrir muitos momentos para o exercício respiratório. E pense na respiração como um processo de vida, de busca constante de calma, de relaxamento, de saúde, de bem-estar, tornando assim o processo respiratório o mais natural possível.

Trabalhe muito a fala, sua maneira de falar, ou seja, sua comunicação verbal. Você é um falante profissional, deve primar pela fala correta e naturalmente fluente e elegante, evitando gírias e eventuais modismos que só desprestigiam sua profissão. Fale bem, fale com boa voz, emita sempre um som de fala agradável. Se tiver dificuldades no uso da língua pátria, procure um professor de português, ou a ajuda de um fonoaudiólogo se o caso estiver ligado a algum distúrbio da fala ou da linguagem. Para tudo existe uma solução. Invista sempre em você, em seu futuro profissional.

Durante o período de trabalho, mantenha uma postura sempre correta. Cuide-se! Observe atentamente os cuidados com sua audição: TROQUE O FONE DE OUVIDO A CADA HORA E MEIA. Evite problemas de saúde! Cuide muito bem da sua voz – uma rouquidão merece sempre cuidados. Por favor, não esqueça que ouvir e falar são a razão do seu trabalho, logo, não se automedique. Aparecendo qualquer tipo de problema com sua audição ou com sua voz, procure um otorrinolaringologista ou um fonoaudiólogo.

Prevenir é a palavra-chave, para que nos mantenhamos saudáveis e atuantes na profissão que exercemos.

Reciclagem é a nossa outra palavra-chave para que a profissão tenha muito êxito. A reciclagem deve acontecer a cada ano, assim como todos os exames de saúde relacionados com o trabalho, principalmente a audiometria e o exame de otorrinolaringologia.

Para a empresa: jamais esqueçam que o atendimento por telemarketing é necessariamente elegante, não inventem, os prejuízos podem ser consideráveis. Respeitem o horário comercial. Ligar para a casa de uma pessoa, após o horário comercial, não é nada elegante.

Cada profissão traz em si os prejuízos de saúde pertinentes ao seu exercício cotidiano. Conceitos novos, novas atividades profissionais exigem reciclagens constantes, para que esses conceitos sejam absorvidos pelos profissionais em questão. Prudência é tudo que se pode recomendar e, no mais, MUITO OBRIGADA POR TEREM ME "OUVIDO" E TENHAM UM DESEMPENHO PROFISSIONAL MUITO FELIZ.

BIBLIOGRAFIA

BRASIL. Ministério de Educação e Cultura. *Normas para a língua falada no teatro.* Rio de Janeiro, 1958.

BUENO, Francisco Silveira. *A arte de falar em público.* São Paulo: Saraiva, 1961.

MANDINO, Og. *O maior vendedor do mundo.* Rio de Janeiro: Record, 1993.

MCHATTON, Robert J. *Telemarketing total.* São Paulo: McGraw-Hill, 1990.

MULLER, Maria da Glória Beutten; LAPORT, Nelly. *Expressão vocal e expressão corporal.* Rio de Janeiro: Forense Universitária, 1974.

PAIVA, Miguel; SCHWARCZ, Lilia Moritz. *Da Colônia ao Império: um Brasil para inglês ver...* São Paulo: Brasiliense, 1994.

QUINTEIRO, Eudosia Acuña. *A estética da voz: uma voz para o ator.* São Paulo: Summus, 1989.

WEISS, Donald. *Como obter sucesso ao telefone.* São Paulo: Nobel, 1991.

leia também

ESTÉTICA DA VOZ
UMA VOZ PARA O ATOR
EDIÇÃO REVISTA
Eudosia Acuña Quinteiro

Escrito de forma simples e objetiva, este livro promove um encontro entre o teatro e a fonoaudiologia, analisando a criação teatral do ponto de vista da voz e da fala. Abordando desde o processo respiratório até o aquecimento vocal, a obra é útil para profissionais da voz que atuam nas mais variadas áreas.

REF. 60077   ISBN 978-85-85689-77-3

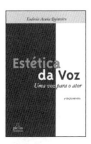

PROCESSAMENTO AUDITIVO
UMA NOVA ABORDAGEM
Sylvia Freitas Machado

Os fundamentos neuropsicológicos da avaliação do processamento auditivo, o desenvolvimento da percepção, uma revisão dos testes e do material lingüístico utilizado neles são os temas dessa obra, que servem de base para avaliar a percepção da fala.

REF. 60072   ISBN 85-85689-72-2

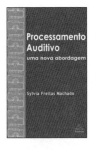

QUEM OUVE BEM VIVE MELHOR
UM LIVRO PARA PESSOAS COM PROBLEMAS DE AUDIÇÃO E SEUS FAMILIARES
Pedro Luiz Mangabeira Albernaz

Ao longo das páginas deste livro, o médico Pedro Luiz Mangabeira Albernaz discorre sobre diversos temas ligados à audição, como o conceito de som, o funcionamento do ouvido e as formas de identificar problemas de audição. Com linguagem perfeitamente clara e compreensível, o autor pretende orientar os prejudicados pela surdez nos mais distintos graus e seus familiares, bem como ensinar aos que ouvem bem a preservar esse fabuloso sentido.

REF. 50057   ISBN 978-85-7255-057-4

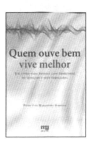

UM SENSÍVEL OLHAR SOBRE O TERCEIRO SETOR
Eudosia Acuña Quinteiro (org.)

Este livro trata do relato de experiências de cooperadores do terceiro setor, da vontade participativa e voluntária, voltada aos melhores ideais de cidadania, visando à conquista e à cooperação dos interessados na reconstrução de um mundo melhor. Traz considerações sobre a postura da universidade diante desse fenômeno emergente, que avança pouco a pouco, exigindo um posicionamento da academia.

REF. 10302   ISBN 85-323-0302-1

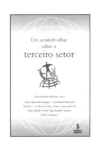

IMPRESSO NA
sumago gráfica editorial ltda
rua itauna, 789 vila maria
02111-031 são paulo sp
telefax 11 **2955 5636**
sumago@terra.com.br

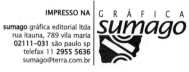

dobre aqui

Carta-resposta
9912200760/SPM
Summus Editorial Ltda.
CORREIOS

CARTA-RESPOSTA
NÃO É NECESSÁRIO SELAR

O SELO SERÁ PAGO POR

AC AVENIDA DUQUE DE CAXIAS
01214-999 São Paulo/SP

dobre aqui

O PODER DA VOZ E DA FALA NO TELEMARKETING

------ recorte aqui ------

CADASTRO PARA MALA-DIRETA

plexus

Recorte ou reproduza esta ficha de cadastro, envie completamente preenchida por correio ou fax, e receba informações atualizadas sobre nossos livros.

Nome: _____ Empresa: _____
Endereço: ☐ Res. ☐ Coml. _____ Bairro: _____
CEP: _____ - _____ Cidade: _____ Estado: _____ Tel.: ( ) _____
Fax: ( ) _____ E-mail: _____
Profissão: _____ Professor? ☐ Sim ☐ Não Disciplina: _____ Data de nascimento: _____

1. Você compra livros:
☐ Livrarias   ☐ Feiras
☐ Telefone   ☐ Correios
☐ Internet   ☐ Outros. Especificar: _____

2. Onde você comprou este livro? _____

3. Você busca informações para adquirir livros:
☐ Jornais   ☐ Amigos
☐ Revistas   ☐ Internet
☐ Professores   ☐ Outros. Especificar: _____

4. Áreas de interesse:
☐ Fonoaudiologia   ☐ Terapia ocupacional
☐ Educação   ☐ Corpo, Movimento, Saúde
☐ Educação Especial   ☐ Psicoterapia
☐ Outros. Especificar: _____

5. Nestas áreas, alguma sugestão para novos títulos? _____

6. Gostaria de receber o catálogo da editora? ☐ Sim ☐ Não

Indique um amigo que gostaria de receber a nossa mala-direta

Nome: _____ Empresa: _____
Endereço: ☐ Res. ☐ Coml. _____ Bairro: _____
CEP: _____ - _____ Cidade: _____ Estado: _____ Tel.: ( ) _____
Fax: ( ) _____ E-mail: _____
Profissão: _____ Professor? ☐ Sim ☐ Não Disciplina: _____ Data de nascimento: _____

Plexus Editora
Rua Itapicuru, 613 7º andar 05006-000 São Paulo - SP Brasil Tel.: (11) 3862-3530 Fax: (11) 3872-7476
Internet: http://www.plexus.com.br   e-mail: plexus@plexus.com.br

cole aqui